Par J.-C. Raignerux,

OPUSCULES

MÉDICO - CHIRURGIQUES,

ET RELATIFS

A LA JURISPRUDENCE,

Dans lequel on établit les principes pour distinguer, à l'inspection d'un corps trouvé pendu, noyé, suffoqué, les signes du suicide d'avec l'assassinat, auquel se trouvera jointe une esquisse sur l'asphixie, l'apoplexie, la mort subite, etc. avec les moyens de secourir les personnes qui en sont attaquées ;

Ouvrage utile aux Jurisconsultes, Juges de Paix, Commissaires de Police, Pères de famille, etc.

Par un Officier de Santé de la commune de Lille, ancien Professeur de Matières Médicales de l'Ecole de Chirurgie de cette même commune.

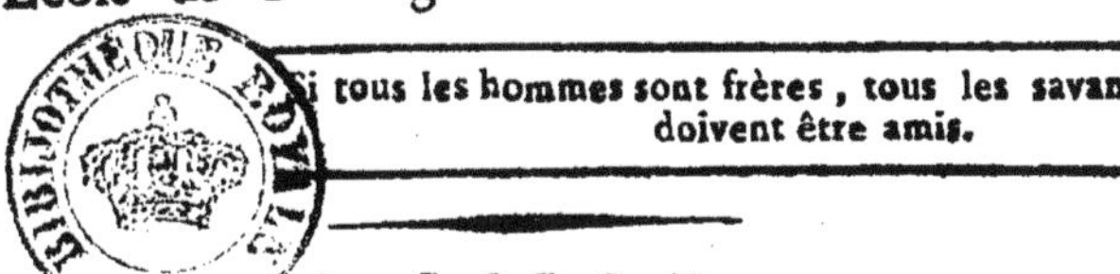

A LILLE,

Chez
{
J. B. ROGER, Imprimeur-Libraire, rue de la Clef.
LEFORT, Libraire, sur la grand'place, à côté du Piquet.
VANACKERE, Libraire, rue de la grande Chaussée.
}

L'AN IV DE LA RÉPUBLIQUE.

1796.

ÉPITRE DÉDICATOIRE

AUX

CITOYENS MEMBRES

QUI COMPOSENT

LES DEUX CONSEILS LÉGISLATIFS.

*L*A protection que votre autorité a daigné accorder à la Chirurgie, contribuera sûrement aux progrès de l'art de guérir ; mes vœux seront comblés si l'hommage de cette production vous est agréable. Elle sera pour vous un présent digne de vos lumières ; en jettant un coup-d'œil sur cet ouvrage, vous n'y trouverez de ma part qu'un pur zèle à servir la Patrie. Qu'il sera flatteur pour moi si cet opuscule peut fixer votre attention. L'objet que j'y traite la mérite sans doute, puisqu'il s'agit de rappeller à la vie de malheureuses victimes que le préjugé vulgaire, l'ignorance et le charlatanisme abandonnent aux horreurs de la mort.

Heureux si cet ouvrage peut remédier à ces abus visibles qui arrivent tous les jours et dont les suites funestes ne sont que trop fréquentes.

C'est avec l'espoir le plus flatteur, citoyens REPRÉSENTANS, *que vous agréerez ce recueil qui pourra produire de salutaires effets à l'avantage du genre humain. Daignez le recevoir avec les mêmes sentimens de bienfaisance dont vous avez comblé le peuple jusqu'à ce jour.*

Je suis pour la vie avec autant d'ardeur que de respect,

R ★ ★ ★.

PRÉFACE.

Exercer un art sans être imbu de ses principes, c'est s'exposer à le défigurer par des fautes aussi fréquentes que grossières! Le pratiquer sans réfléchir mûrement sur ses opérations, c'est renoncer aux progrès les plus importans qu'on pourroit y faire; c'est risquer même de s'égarer à la suite des règles, quoique leur certitude est d'autant mieux établie qu'elles n'ont été formées que d'après l'expérience.

Mais les auteurs qui les ont proscrits et rédigés, ont-ils pu prévoir le nombre infini d'applications et d'exceptions mêmes qu'elles auroient à souffrir dans la suite? L'esprit humain est trop foible, ses vues sont trop courtes et trop bornées. Aussi se présente-t-il des conjectures où l'on ne peut se dispenser d'étendre et ployer ces mêmes règles, si propres d'ailleurs à nous guider dans les routes déjà frayées et battues. C'est ainsi que bien loin de les détruire, on parvient à les affermir. Les sciences qui leur sont soumises, en deviennent plus libres et moins stériles, elles se rectifient et se perfectionnent plus aisément. Avantages dont elles sont encore redevables aux fréquentes observations de ceux qui les cultivent.

La nature ne se montre qu'obscurement à nos yeux; et nous devons donc examiner scrupuleusement sa marche, la suivre dans tous ses détours et observer ses effets.

Notre existence est un bienfait de l'Être Suprême; chaque individu desire d'en prolonger le cours;

mais très-peu d'hommes ont évité les écueils qui les environnent. Cependant tous ces écueils conspirent à notre destruction, et nous vivons néanmoins avec grande sécurité. On seroit porté à croire que nous méprisons le bonheur d'exister ; étonnante contradiction, qui prouve la légéreté et le peu de réflexions de bien des individus ! De ces circonstances, viennent les causes qui font que nous pouvons être précipités dans le cercueil, et ce qui est pis encore, être le témoin de l'horreur du tombeau, avant le fatal moment que la Parque a marqué pour trancher le fil de notre vie.

Le voile qui couvre la vérité, est bien difficile à déchirer, puisqu'il a fallu les efforts de tant de siècles pour connoître la certitude de la mort des noyés, et les moyens qui leur conviennent pour les rappeller à la vie ? Mais par une fatalité déplorable, nous n'avons pas porté plus loin nos vues d'humanité. Il étoit cependant naturel de croire que cette découverte nous eût conduit promptement à celle de ranimer les personnes dont l'état est analogue à celui des noyés. Notre peu de réflexions a été tel qu'on n'y a pas pensé jusqu'à ce moment. On a indiqué seulement pour s'assurer de l'état de mort, de faire des incisions aux parties inférieures; mais le fluide sensitif est alors trop engourdi pour en ressentir les atteintes : de cette insensibilité, on a conclu qu'un homme en cet état étoit sans ressource, et qu'il falloit le descendre dans le tombeau. On n'auroit certainement pas tiré une telle conséquence, si on eût fait attention à bien des exemples que nous avons de plusieurs paralytiques qui se sont brûlés sans s'en appercevoir, que par l'odeur qui frappoit leur odorat ; ce qui prouve que les incisions sont insuffisantes pour rappeller un homme à la vie, c'est à des moyens bien différens qu'il faut avoir recours pour ranimer un corps privé de sentiment et de ses fonctions vitales.

On s'est récrié et on se récrie encore avec juste raison sur la promptitude avec laquelle on enterre bien des gens, particulièrement ceux qui succombent subitement. Par un coup violent ou par des causes que nous développerons dans le cours de cet ouvrage.

Attention sérieuse sur les enterre-mens préci-pités.

Je le répète encore, l'on a porté des vues jusqu'à décrire les signes qui indiquent la mort d'une personne; et malgré ce qu'en ont dit des auteurs, on a vu enterrer des gens peu d'heures après être trépassés; et combien n'y en a-t-il point eu qui, vingt-quatre heures après avoir cessé de respirer, avoient conservé encore une bonne partie de leur chaleur naturelle, qu'on n'a pas moins descendu dans le tombeau, tandis qu'on pouvoit les secourir et les ranimer.

Il n'est pas toujours possible de conserver la vie des malades. La grandeur et la complication de la maladie l'emporte souvent au-dessus des secours de l'art. Mais la mort inévitable à tous les hommes n'est pas toujours accompagnée de signes certains, et les moyens dont on a fait usage pour s'assurer de son existence, sont tous insuffisans. On a plus d'une fois retiré du cercueil des personnes qui, d'après des épreuves ordinaires, avoient été regardées comme mortes. Ce sont des faits constatés, universellement connus, et auxquels cependant le commun des hommes ne fait point d'attention.

L'ignorance qui domine l'esprit humain, croit que le corps est une machine sans ressort, et que dans leur sentiment, ils présument une momie. Ecoutez, citoyens, les belles paroles

du célèbre *Lecat*, Chirurgien de Rouen, à
à ce sujet, « Peut-on accorder le nom d'homme
» à celui qui ayant contemplé la structure et l'ar-
» rangement admirable des parties du corps hu-
» main, l'harmonie de ses mouvemens; est capa-
» ble d'y méconnoître une intelligence suprême,
» et ose attribuer au hasard une machine si ingé-
» nieuse que les plus grands génies échouent à la
» comprendre. »

Revenez donc de vos erreurs, pauvres humains ;
car vos préjugés sont funestes ; revenez de votre
erreur. Réfléchissez plus sérieusement sur vos propres intérêts. Hélas ! quel intérêt avons-nous de
plus cher que celui de veiller à la conservation
de notre vie, à celle des auteurs de nos jours,
à celle d'une épouse, de nos enfans, enfin à celles
de nos amis, de nos concitoyens ; ne nous est-
elle pas précieuse ? Puissent les moyens que je
tâcherai d'indiquer dans cet opuscule, produire de
salutaires effets ; il ne dépendra que de vous d'en
tirer avantage.

OPUSCULES

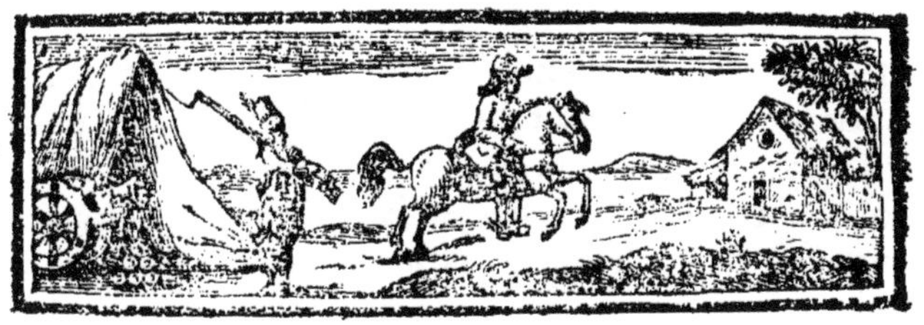

OPUSCULES

MÉDICO-CHIRURGIQUES.

Lorsqu'un homme est accusé d'avoir assassiné son semblable, un juge avant d'asseoir sa sentence, doit être en garde sur deux circonstances bien essentielles, qui sont le rapport du chirurgien, et les dépositions, etc. etc. Pourquoi cela? parce que la punition ne donne point la certitude du crime. C'est pourquoi, il est à propos de s'adonner à de sérieuses réflexions.

Le principal soin d'un chirurgien appellé pour constater l'état d'un homme trouvé pendu n'est pas simplement de remarquer d'un premier coup-d'œil toutes les circonstances qui peuvent l'aider dans le jugement qu'il aura à porter; mais il doit examiner si le sujet ne seroit pas encore dans le cas de recevoir des secours capables de le rappeller à la vie. L'expérience a prouvé que des hommes qu'un délire mélancolique avoit porté à se défaire eux-mêmes, ont été délivrés à temps du lien fatal qui auroit rendu leur mort inévitable. On a même sauvé la vie à des gens qui avoient passé par les mains de l'exécuteur de la justice: c'est sur = tout dans les

B

armées que ces exemples ont été fréquens. En supposant que les bienfaits de l'art ne puissent, dans aucun cas, être réservés aux malfaiteurs, les refuserons-nous aux victimes infortunées du dérangement de leur propre esprit ? on seroit plus criminels qu'eux en ne s'intéressant pas à leur malheureux sort. Nous appliquerons aux pendus les raisons qui permettent de donner des secours aux noyés. Avant l'avis publié en faveur de ceux-ci en 1740, et affiché dans toute l'étendue du royaume, on ne tiroit pas entièrement de l'eau le corps d'un noyé ; on le tenoit sur le rivage avec la précaution de lui laisser les pieds dans l'eau , jusqu'à ce que les officiers de justice eussent dressé un procès-verbal. J'ai vu même des parens n'oser reconnoître leur fils , parce qu'à l'affliction de sa perte irréparable , se joignoit l'obligation de payer des frais capables de ruiner ou d'incommoder beaucoup des particuliers , dont les moyens étoient assez bornés. On est bien averti, et l'on ne sauroit trop le répéter, qu'on ne s'expose plus à aucune poursuite de la justice , en cherchant à rappeller à la vie ceux qui sont susceptibles de quelques secours. Le progrès de la philosophie et des arts nous fait voir au profit de l'humanité , plusieurs objets sous des aspects plus raisonnables que nos pères ne les envisageoient. Les soins que nous recommandons doivent se donner sous les yeux et l'autorité de la justice intéressée elle-même à les ordonner, pour la plus parfaite connoissance des causes du délit. Sans l'opération que fit Ambroise Paré à un Allemand, pensionnaire d'un banquier de Paris, qui s'étoit coupé la gorge dans un accès de frénésie ; son domestique et son hôte prisonniers au Châtelet , auroient eu peine à se justifier de l'accusation de l'avoir assassiné. Quoique la plaie fût mortelle par sa nature, la réunion qui ne pouvoit être d'aucune utilité à la conservation de la vie du blessé, le mit en état de parler et de confesser qu'il avoit attenté lui-même à sa vie. Si les mémoires produits pour l'affaire des *Calas*, tant à Toulouse qu'à Paris, sont exacts dans le récit de certains faits, je demande si *Marc-Antoine Calas* étoit mort à l'instant qu'il a été visité par l'élève en chirurgie, appellé dans l'intention de le secourir? Il ne s'est décidé à le croire mort, que parce qu'il étoit froid; comme si le froid étoit plus un signe certain de mort, que la chaleur d'un cadavre, un signe certain de vie. Mais il y a une circonstance qu'il n'est pas permis d'omettre; la mère ne pouvoit se persuader que son fils fût mort; et l'on assure que voulant lui faire avaler quelques gouttes d'eau spiritueuse, la mâchoire se ferma comme un ressort. Cela est-il naturel après la mort? On peut avoir de la peine à forcer une articulation; mais dès qu'on est parvenu à vaincre l'obstacle que donne la roideur des solides par la congélation des sucs, ils ne sont plus capables d'aucune fonction. L'on voit ici une action organique d'autant plus remarquable, que l'état naturel de la bouche de ceux qui sont morts étranglés, est d'être entr'ouverte. Souvent elle laisse passer la langue gonflée de sang retenu dans les vaisseaux par la compression des veines jugulaires. La connoissance si essentielle des vrais signes qui caractérisent la mort certaine dont on a tant d'occassions de faire usage dans le cours de la vie, est trop négligée.

Voyez les lettres sur la certitude des signes de la mort, où l'on rassure les citoyens de la crainte d'être enterrés vivans. A Paris, chez Didot le jeune, rue du Hurepoix, au bas du pont St. Michel, et Vincent, vis-à-vis St. Séverin.

Quel contraste dans les suites de la funeste aventure de Toulouse, si *Marc-Antoine Calas* avoit été secouru, et qu'il eût pu l'être efficacement !

Lorsque la mort du sujet est bien constatée, il s'agit de connoître s'il a été suspendu vivant ou après sa mort. La méchanceté des hommes les a rendus industrieux jusques dans le crime; et pour se soustraire aux peines capitales que mérite un assassinat, ils ont quelquefois cherché à le faire méconnoître en pendant la personne qu'ils avoient fait mourir par une autre voie. Un examen éclairé et judicieux peut empêcher l'impunité des coupables, et que la mémoire du mort ne soit tachée d'infâmie, sur les apparences trompeuses du suicide.

Devaux, auteur des rapports en chirurgie, digne d'être approfondi par les gens de l'art, nous a conservé celui qui fut donné en la jurisdiction de la ville de Mantes en 1683, concernant une femme âgée d'environ 50 ans, qu'on avoit trouvée pendue à une solive dans une grange. La face du cadavre étoit dans l'état naturel ; il n'y avoit point d'écume à la bouche, ni dans les narines; la langue n'étoit ni gonflée ni noire ; le col étoit sans rougeur, sans meurtrissure, ni changement de couleur à l'endroit où la corde avoit fait son impression ; sur ces indices qui étoient autant de signes négatifs de l'étranglement ; on se détermina à poursuivre dans toutes les autres parties du corps la recherche de la cause de la mort, et l'on apperçut une fort petite plaie à la partie latérale droite antérieure du thorax, cachée sous l'affaissement du corps de la mamelle. Cette plaie pénétroit dans la poitrine, entre la cinquième et la sixième des vraies côtes ; et par l'ouverture de cette capacité, on reconnut que cette petite plaie faite par un instrument poignant rond et très-étroit, traversoit le cœur de part en part, et avoit causé un très-grand épanchement de sang dans la poitrine. De-là il étoit tout naturel de conclure que cette plaie avoit été la véritable et seule cause de la mort, et qu'elle avoit précédée la suspension du cadavre.

Ce fait qui enseigne à éviter toute sorte d'illusion sur cette matière, est confirmé par une observation du célèbre *BOHNIUS*, professeur d'anatomie et de chirurgie à Leipsick. Il rapporte, d'après les registres du collège dont il étoit membre, que le 19 octobre 1708, on procéda juridiquement à la visite du corps d'une femme, en qui on ne trouva aucun des signes ci-dessus énoncés, et qui sont ordinaires à ceux qui ont été étranglés. L'abdomen, la région des lombes et les cuisses étoient meurtries et fort livides. On conclut de cet examen, que la femme trouvée suspendue, ne l'avoit été qu'après sa mort, qu'on jugea avoir été causée par des coups mortels sur le bas-ventre.

Ces observations, en indiquant les principaux signes qui doivent caractériser l'étranglement, suffisent pour faire connoître qu'une personne n'a pas été étranglée; mais elles laissent un point plus difficile à résoudre; c'est de déterminer, lorsque la strangulation aura réellement causé la mort, comment on pourra reconnoître si elle a été volontaire ou l'effet d'une violence extérieure. Pour approfondir cette question, si triste dans son objet, et néanmoins si utile aux intérêts de la société, je n'ai négligé, dit M. LOUIS, aucun des moyens d'instruction; j'ai fait des recherches, établi des correspondances, consulté de vive voix l'exécuteur de la justice, fait des expériences sur des cadavres humains et sur des animaux vivans, afin de me procurer par toutes les voies possibles les lumières nécessaires sur le point essentiel de cette importante discussion.

Il faut distinguer les signes invariables de l'étranglement, des différens effets qu'il produit en diverses occasions, et tâcher de rendre raisons des uns et des autres. La plupart des écrivains, et même encore à présent, des praticiens existant dans nos contrées, ont prononcé et prononcent encore sur la cause de la mort des pendus, en la mettant à la classe des suffocations ; et rien n'est si peu conforme à la vérité que cette allégation. Les pendus ne meurent pas faute de respiration, c'est-à-dire, que la cause de leur mort ne dépend pas, comme on le croit vulgairement, de la respiration primitivement interrompue par le lien qui leur serre le col. Cette fonction subsiste en eux jusqu'à la fin ; et ils meurent vraiment apoplectiques, par la compression des veines jugulaires ; la corde, sur-tout, dans ceux qui se pendent eux-mêmes, n'agit point du tout sur le conduit de l'air ; elle fait une impression circulaire sous le menton ; cette impression se continue obliquement des deux côtés derrière les oreilles, pour finir à la nuque, en montant vers l'occipital ; cela est admis généralement : alors la tête est fléchie directement en devant, et le menton porté sur la partie antérieure et supérieure de la poitrine.

L'on a à observer que ces dispositions varient suivant la façon dont le lien étoit posé. L'impression est plus horisontale lorsque le nœud coulant, au lieu d'être à la nuque, et retenu sous la mâchoire dans un des points de la circonférence du col qui y répond : et l'inclinaison de la tête est toujours à la partie opposée ; et le sillon formé par le lien est plus profondément imprimée à la partie cachée par cette inclinaison : les raisons en sont assez sensibles , il est inutile de les déduire.

. Les expressions émanées de sa bouche qu'il mettoit toujours le nœud coulant en devant sous le menton , de cette façon le poids du corps serre promptement le nœud qui glisse à la partie latérale du col ; l'impression est presque circulaire , et la constriction si forte , que l'anse de la corde , à la partie opposée au nœud , enfonce la peau dans les parties molles , au point qu'il sembleroit que cette anse porte son action jusques sur la colonne vertébrale ; et dans une dépression aussi profonde , on remarque que la peau n'est pas déchirée.

Il me peine de vous tracer devant les yeux ces signes si lugubres ; mais citoyens , le bien de l'humanité , l'honneur de l'art m'y engagent.

Il n'est pas difficile , d'après cet exposé , de vérifier ce que les anciens ont dit sur les effets de l'étranglement , et d'y ajouter ce qui a échappé à leurs observations. *FORTUNATUS FIDELIS.* Voyez *de relationibus medicorum , libris 4, sect. 4 , cap. 2.*

Cet auteur dit que les marques de la corde sont livides ou rouges , sur-tout vers les extrémités , que la partie supérieure de la trachée-artère est souvent déchirée , et . la seconde vertèbre du col luxée ; que la face est violette , les bras et les cuisses livides , la poitrine tuméfiée ; et que dans l'effort violent que font tous les muscles , la vessie se vuide de l'urine qu'elle contenoit. Tels sont les signes qui se manifestent au-dehors. L'on remarque par la dissection , que les poumons sont remplis d'une matière écumeuse , et que la tête et la poitrine sont pleins de sang , ce qui doit s'entendre de l'engorgement des vaisseaux de ces parties , et principalement de ceux de la tête.

AMBROISE PARÉ.

Voyez l'ouvrage de **PARÉ**, pages **770** et suivantes. Il dit la même chose, et parle en outre des plis et rides de la peau à l'endroit de la constriction. Ces deux auteurs conviennent, qu'excepté l'impression de la corde, les autres symptômes se rencontrent aux suffocations par toute autre cause; et ZACCHIAS qui a emprunté leur doctrine, y ajoute le gonflement de la langue, sa noirceur er quelquefois la proéminence des yeux. La luxation des vertèbres et le déchirement des parties cartilagineuses ne peuvent être que l'effet d'une très-grande violence. Jamais dans un homme qui s'est pendu lui-même, les parties n'éprouveront un pareil désordre : ceux qui ont été dans ce cas, sont morts apoplectiques purement et simplement. L'interception du cours du sang par la pression des veines jugulaires, a été la seule cause mortelle ; on en trouve la preuve dans la facilité avec laquelle on les a rappelés à la vie, lorsqu'ils ont été secourus à temps. BACON, *hist. vitæ et mortis*, rapporte à ce sujet un fait aussi intéressant que singulier. Il a connu un particulier très-recommandable, à qui il prit fantaisie de savoir *si* ceux que l'on pend souffroient beaucoup de mal ; il en fit l'épreuve sur lui-même. S'étant mis, pour cet effet, une corde au col, il s'accrocha, après avoir monté sur un petit banc qu'il abandonna, dans l'espérance de pouvoir remonter dessus, quand il le voudroit ; ce qui lui fut impossible par la perte immédiate de connoissance. Cette expérience auroit été tragique, si un ami amené par hasard, ne fût entré heureusement pour interrompre la scène. Le fruit d'une curiosité si bisarre a été d'apprendre qu'on ne sentoit aucune douleur dans ce genre de mort. Celui qui s'y étoit exposé, avoit seulement apperçu devant ses yeux une espèce de flamme qui s'étoit peu-à-peu chan-

gée

gée en obscurité, et puis en couleur bleue comme quand on tombe en syncope.

FAURE, correspondant de l'Académie de chirurgie, et chirurgien de Lyon très-estimé, a bien voulu se charger de faire des recherches dans cette grande ville sur cet objet. Il a trouvé un homme qui s'étoit pendu deux fois; la première, à son mouchoir roulé qu'il avoit attaché à un bout de corde. On s'apperçut assez promptement de l'accident; il se pendit une seconde fois au château de Pierre-Size, où il avoit été renfermé. Il étoit sur le point de périr lorsqu'on entra. Par des secours convenables, on le tira du fâcheux état où l'avoit mis cette seconde suspension. Il en fut quitte pour des douleurs consécutives de la tête et des jambes, qui durèrent plus long-temps qu'après sa première aventure. Il ne souffrit pas primitivement; dans ce cas, la seule interception de la circulation du sang par l'action de la corde sur les veines jugulaires, est la seule cause de tous les accidens. ALEXANDRE BENEDICTI, professeur de Padoue, et praticien de Venise, qui tenoit le premier rang parmi les médecins d'Italie à la fin du quinzième siècle, assigne, pour cause d'apoplexie, la compression des veines jugulaires; et s'il parloit d'après son expérience, il auroit vu des gens qui se sont pendus et étranglés, quoique leurs pieds touchassent à terre, et qui sont morts comme les apoplectiques. NYMMAN, habile professeur d'anatomie à Wittemberg, dans son traité d'apoplexie, publié en 1629, ne croit pas que l'interception de la respiration soit la cause de la mort des pendus; il ne l'attribue qu'à la compression exacte des vaisseaux du col. On ne doit pas s'attendre à trouver d'autres effets que ceux qui dépendent de cette cause dans ceux qui se seront pendus eux-mêmes. La mort sera plus ou moins tardive, suivant le

poids du corps, la nature et la position du lien,
capable d'une constriction plus ou moins forte , et
l'impression qui en résultera , sera plus ou moins
profonde, suivant l'embonpoint du sujet , et le
degré de constriction qu'il aura souffert ; mais on
ne verra rien qui ne soit relatif à l'interruption du
cours du sang , et au moindre effet local de la
cause de cette interruption , les violences extérieures
ajoutent toujours quelques circonstances faciles à
distinguer ; et elles varient d'une manière fort remarquable, suivant la diversité de ces violences ;
c'est ce qu'il est à propos de connoître. Le docteur
ALBERTI , professeur en l'université de Halle , est de
tous les docteurs celui qui a mieux senti l'importance
de cette question. Il a énoncé dans son ouvrage
intitulé : *Systema jurisprudentiæ medicæ* , tous les
signes qui se manifestent à l'inspection anatomique
du corps des pendus. Tels sont l'impression de la
corde , accompagné d'un cercle livide et échymosé ,
la peau enfoncée et quelquefois exoriée dans un
des points de la circonférence du col ; les rugosités
qu'elle forme , la tuméfaction et la lividité de la
langue repliée ou passant entre les dents qui la
serrent : l'écume sanguinolente dans le gosier et les
narines , et autour de la bouche ; l'inflammation des
yeux, les paupières gonflées et à demi-fermées , la
lividité, la tuméfaction des lèvres, la roideur du corps,
la contraction des doigts livides , à leurs extrémités et
l'échymose des bras et des cuisses. Suivant cet auteur les indices de l'étranglement ne se bornent pas à
l'habitude extérieure du corps : on remarque par
la dissection que les poumons, le cœur et le cerveau
sont extrêmement engorgeés de sang ; et souvent il y est extravasé par la crevasse des vaisseaux.
Tous ces signes ne se rencontrent pas quand
le corps n'a pas été pendu vivant , et quand

on a fait violence au corps, il y a, selon ALBERTI, distorsion, dépression et même lacération du larinx ; et de plus luxation des vertèbres du col, sur-tout après une exécution où la tête a été déprimée en devant, dans l'intention d'accélérer la suffocation.

Tous les faits qu'on peut rencontrer sur les personnes rappellées à la vie, après avoir eu le malheur d'être noyées, justiciées, et j'ajouterai suffoquées, ne peuvent faire naître aucun doute sur la réalité du déchirement des parties par les violences extérieures. Ces circonstances ont particuliérement lieu dans les deux premiers cas cités.

Je réitère en disant que la grande utilité qu'on peut tirer de ces recherches doit l'emporter sur le désagrément d'entendre le récit ; le bien de l'humanité doit prévaloir au-dessus de tout. Un pendu a presque toujours la tête luxée, pourquoi cela, parce que la corde placée sous la mâchoire et l'os occiput, fait une contre - extension. Le poids du corps de l'homme augmente celui qui manœuvre, fait une forte extension. La manœuvre que l'on met en jeu produit une action violente sur le corps en lignes verticales. Les mouvemens demi-circulaires que l'on fait faire au tronc, causent la luxation de la première vertèbre. Dès l'instant le corps qui étoit roide est tout d'une pièce par la contraction violente de toutes les parties musculeuses devient très-flexible. La constriction de la corde est si subite et si violente, qu'à l'instant les pieds deviennent rouges et gonflés jusqu'aux malléoles ; et il s'élève sur la peau des petits tubercules connus sous le nom de *chair de poule.* Le célèbre FAURE, chirurgien à Lyon, a fait disséquer plusieurs personnes, à la suite de cet accident, et n'a pas remarqué cette tuméfaction des pieds : il a vu constamment ce que j'ai observé dans mes expériences sur les animaux domestiques, que la prunelle étoit prodigieusement dilatée, et que les patients rendoient involontairement l'urine et les matières fécales. GARMANN n'a pas oublié ce fait dans son gros volume *de miraculis mortuorum*. A l'instant, dit-il, qu'un homme est pendu, tous les muscles entrent en contradiction, et les falcultés expultrices sont dans le travail le plus laborieux. Les vaisseaux du cerveau contenoient une si grande quantité de sang, dans les sujets ouverts à Lyon, que cette seule cause auroit été capable de tuer subitement l'homme le plus robuste.

Quant aux parties extérieures soumises à l'impression de la corde, on n'y a reconnu aucune luxation, mais une fructure du larinx, ou une ouverture à la trachée - artère, capable de recevoir librement l'extrémité du doigt, ce qu'on n'observe pas à Paris.

L'on voit d'après ces faits et récits que l'exposé qui vient d'être fait étoit très-utile; que la seule inspection d'un corps trouvé pendu ne suffit pas toujours pour juger s'il n'a pas souffert de violences; mais que pour savoir réellement s'il n'y a pas eu assassinat, on peut être obligé de disséquer exactement les parties, afin de prononcer avec certitude sur l'état des vertèbres, des cartilages et des muscles : en général la mort est fort lente dans les suicides, beaucoup plus prompte dans la strangulation par violence extérieure ; et les impressions du corps qui est étranglé sont différentes suivant la diversité des cas. Il convient que le chirurgien remette la corde dans le sillon qu'elle a tracé, pour prononcer sur le plus ou moins de grandeur du diamètre du col, et savoir si la direction de ce sillon prouve que la suspension a été cause de la mort, ou postérieure à la perte de la vie.

Pourquoi négliger dans ce cas les mêmes prin-
cipes généraux dans d'autres circonstances moins
difficiles que la nécessité a fait naître de présenter
l'instrument qui a fait la plaie. Nous entendons ici
par les corps contendans, tel un bâton, un cou-
teau, une épée, et tout ce qui peut être la cause
des plaies, pour juger de l'un et de l'autre.

Il est principalement essentiel de bien examiner
s'il n'y a pas deux impressions au col, l'une circulaire, et l'autre horisontale avec échymose faite par
torsion sur le sujet vivant; et l'autre sans meurtrissure, dans une disposition oblique vers le nœud,
laquelle auroit été l'effet de la suspension après la
mort. Il seroit bien difficile qu'un homme en fasse
mourir un autre en le pendant, cela demande trop
d'appareil : il est plus commun de commencer par
l'étranglement ; on suspend le corps après, pour
tâcher de méconnoître le genre de crime : c'est
une action réfléchie qui suit le mouvement violent
qui avoit porté à l'assassinat. Mais il est rare que
le crime ne laisse des traces qui le décèlent. Je rap-
porterai à ce sujet une observation très-importante
puisée dans les ouvrages d'un jurisconsulte, plus
illustre encore par ses lumières et l'utilité de ses
travaux, que par le rang honorable qu'il tenoit
dans la magistrature.

Le nommé BARTHÉLÉMI POURPRE fut trouvé
mort le 12 du mois d'août 1736, sur les sept heures du soir, à la campagne, et porté au village
de Limans, devant la maison de son père. Un
chirurgien, par son rapport, certifie que BAR-
THÉLÉMI POURPRE, a été étranglé. PIERRE
POURPRE, père du mort, est décrété de prise de
corps, sa femme et ses trois filles d'ajournement.
La procédure s'achève, le juge de Limans absout
tous les accusés, et ordonne sur la plainte du pro-

cureur-fiscal, qu'à sa diligence, le procès sera fait à la mémoire du mort, suivant les formes prescrites par l'ordonnance.

Cet objet est assez conséquent pour être rapporté au long. On ne doit jamais rien omettre dans ces circonstances. Le bien de l'humanité l'emporte sur tout.

Cette affaire portée au parlement d'Aix, l'avocat général GUEIDAN trouve des irrégularités dans la procédure, et d'autres circonstances qu'ils lui font soupçonner des mystères qu'il est de l'ordre public d'approfondir. PIERRE POURPRE étoit marié en secondes noces; sa femme haïssoit le fils du premier lit. Le père irrité contre lui, le menaçoit journellement de lui arracher les yeux et de l'étrangler : de-là on l'a enfin soupçonné d'avoir effectué ses menaces : mais ce crime est-il vraisemblable ? Peut-on croire qu'un père se soit déterminé à étrangler son fils de ses propres mains, précisément parce qu'il aura refusé le titre de mère à sa seconde femme ? Ce défaut de vraisemblance, qui étoit un argument si avantageux en faveur du père paroissoit indubitable par les raisonnemens sur l'impossibilité physique de cette espèce d'assassinat. Le père avoit 52 ans et le fils 18. Plein de force et de vigueur à la fleur de son âge, aura-t-il reçu le coup mortel sans se défendre, ou n'aura-t-il pas pris la fuite ? S'il a voulu se défendre, le père aura-t-il pu venir à bout de commettre un crime qui viole ce que la nature a de plus sacré. On ne concevoit pas, disoit-on, que de deux hommes qui sont aux prises, l'un veuille ôter la vie à l'autre, et puisse l'exécuter en le pendant à un arbre. Mais le rapport du chirurgien établissoit une vérité de fait, qui renversoit tous les raisonnemens et les conjonctures opposés. C'est une chose déraisonnable, disoit l'avocat général, d'après Quintilien, qu'on veuille faire servir l'énormité du crime à la défense du criminel; et que sert, ajoutoit-il, de crier aux juges qu'un père ne peut être coupable d'une action si noire, lorsqu'il est presque convaincu de l'avoir faite. BARTHÉLÉMI POURRE ne s'est point étranglé lui-même, « le chirurgien » qui a fait le rapport du cadavre, et les témoins » qui l'ont vu, déposent tous que la meurtrissure » qui seroit tout-à-fait au haut du col. Si ce mal- » heureux s'étoit défait de ses propres mains, étoit » sous le nœud de la gorge et à l'issue des épaules. » C'est donc à terre qu'il a été étranglé; et il n'a » ensuite été attaché à l'arbre que parce qu'on a » cru couvrir un crime par un autre. » La circonstance qui excitoit le plus de surprise, dans cette horrible aventure, c'est qu'un jeune homme de 18 ans, n'eut su se défendre et se garantir de la mort. Mais les preuves de la violence qu'il avoit soufferte étoient évidentes : il avoit les dents enfoncées et ensanglantées. De-là on conclut que PIERRE POURPRE avoit surpris son fils au dépourvu ; qu'il lui avoit jetté au cou le nœud fatal au moment qu'il ne s'y attendoit pas; qu'il l'a renversé par terre, et lui a mis le pied sur la bouche, soit pour l'empêcher de parler, soit pour l'étouffer plus facilement. Les raisons de l'avocat GUEIDAN furent admises toutes d'une voix à l'audience publique de la Tournelle, le samedi 23 mars 1737.

J'arrête ici un moment et je fais une observation importante, en récommandant aux personnes en places, particulièrement aux juges supérieurs, criminels et civils, aux juges de paix, et aux autres personnes préposées à cet effet, ainsi qu'à tous mes concitoyens de se mettre en garde sur le choix des officiers de santé, pour faire les rapports dans les circonstances ci-dessus; de ne donner leur confiance qu'à des personnes, dont les talents et les lumières sont connus, car des élèves sous le titre de préposés, n'ont souvent aucune connoissance des premiers principes de l'art de guérir.

C'est sur ce peu d'attention, et si j'ose dire ainsi, de partialité que des familles entières et d'autres personnes ont été dans l'embarras: cette connoissance de faire des rapports, sur-tout dans des cas graves, détruit toutes les présomptions si favorables aux coupables, empêche la flétrissure de la mémoire de l'innocent, et rend la conscience du juge tranquille.

On insère dans des récueils alphabétiques l'histoire tragique et effroyable d'un père qui fût trouvé pendu, près de la ville de Berne, en Suisse, le 3 Avril 1574. On lui avoit volé une somme d'argent assez considérable, fruit de 30 années d'épargnes, et l'on fut assez porté à croire que le désespoir de la perte de son argent l'avoit poussé à terminer violemment ses jours. L'exécuteur de la justice de Berne, mandé pour ôter le corps et l'enterrer, trouva le lien sanglant, fait, dont il ne tira aucune conséquence. La connoissance qu'on en eût, excita une rumeur populaire, qui s'étendit bientôt jusqu'au point de donner les plus violens soupçons contre les fils du mort. Le plus jeune, âgé de 20 ans, se déclara complice du vol, en s'excusant de l'énormité de l'assassinat, sur son frère aîné. Celui-ci confessa son crime et avoua comment la chose s'étoit passée. Le père le pressoit un jour de lui restituer son argent; il le mena hors de la maison sur une petite élévation, comme pour lui montrer l'endroit où l'argent étoit caché. Il lui jetta un lien au col, avec lequel il le renversa par terre, et le traîna au bas du tertre, dans un fossé. Ce malheu-

reux

reux s'éloigna un peu, et appercevant que son père tiroit un coûteau, qu'il portoit à sa ceinture, afin de couper le licol, il accourut et le blessa, en lui ôtant le coûteau de la main. C'est ce qui ensanglanta le licol, il se servit de ce lien pour étrangler son père sans ressource, en lui mettant les pieds sur les épaules. Il convint qu'il avoit pendu le corps ensuite, pour faire croire que son père s'étoit étranglé lui-même.

On conçoit aisément que l'examen anatomique des cas de cette nature, fournira toujours des raisons péremptoires pour prouver que le mort n'est pas coupable de suicide; et l'on connoîtra en présentant le lien sur la partie, que l'impression mortelle n'est pas la même que celle de la suspension. La dissection du cou donneroit encore des preuves certaines de la violence, si l'on n'en voyoit pas des signes extérieurs suffisans. Enfin, il paroît constant par-tout ce qui a été dit, qu'au moyen des recherches convenables, on peut statuer sur les marques qui feront distinguer le suicide d'avec l'assassinat. C'est le rapport qui constate la nature du délit, et il y a des circonstances dont les suites peuvent être si terribles qu'on ne peut trop apporter de circonspection dans ce premier jugement qui devient souvent la règle unique de l'application des loix vengeresses des crimes. Les magistrats les plus éclairés peuvent être induits à commettre l'injustice la plus affreuse, par un mauvais rapport. C'est donc avec raison que nous recommandons, dans le cas dont il est question, l'examen du lien et la recherche soigneuse de la manière dont il a agi. De plus, il est utile d'observer que des personnes peuvent être assassiné par la strangulation, sans avoir été pendu après et sans que le moyen qui a servi à les priver de la vie, puisse être repré-

D

senté dans d'autres cas ; faute d'un examen réfléchi, on pourroit se tromper et prendre pour le lien fatal, un corps qui n'auroit pas été employé à commettre un crime qui n'existe pas.

ZACCHIAS rapporte à cesujet une consultation intéressante et instructive.

Un prisonnier jouissant d'une bonne santé, mourut subitement : il avoit été mis en prison par ordre du gouverneur de la ville, pour avoir tenu des propos injurieux contre lui. Les experts qui firent la visite du corps déclarèrent qu'ils n'avoient trouvé aucun signe de mort violente, et l'on faisoit mention d'une certaine quantité de sang extravasé à la bouche et au cou. Le magistrat tira de cette circonstance des inductions défavorables au gouverneur, qu'on accusa d'avoir fait périr cet homme. Quoiqu'on eût prononcé dans le rapport que le prisonnier n'avoit été, ni empoisonné, ni n'avoit essuyé aucune violence. Les experts interpellés de nouveau, long-temps après, changèrent d'avis, et dirent qu'il étoit possible que l'homme eût été suffoqué par une cause extérieure. C'étoit principalement sur cette nouvelle déposition que le Magistrat s'appuyoit dans sa poursuite criminelle contre le gouverneur.

Interpellation des experts.

Outre le sang extravasé au cou et dans la bouche, on avoit trouvé dans la prison un ruban de soie, déchiré et divisé en trois parties.

ZACCHIAS chargé de l'examen contradictoire des faits, déclara que l'échymose du cou, étoit un signe fort équivoque, puisque le sang pouvoit se porter dans cette partie, par une violence intérieure, comme dans l'apoplexie, (l'esquinancie) et autres maladies ; et que l'absence des signes qui caractérisent l'étranglement, suffisoit pour prouver que cet homme n'étoit pas mort par cette cause.

Distinction essentielle à faire.

Il rejetta l'indice qu'on tiroit du ruban de soie , par l'impossibilité du fait et par son défaut de vraisemblance. Un lien si foible, n'auroit pas été en état d'étrangler un homme, et en supposant qu'il eût été un moyen suffisant, il auroit fallu en voir la trace et les effets sur le cadavre : ce qui n'étoit point ; cette sage et judicieuse consultation, mit fin à la procédure.

Quoique le ministère du Chirurgien paroisse restreint à donner la connoissance de l'état physique du cadavre, que se soit principalement aux officiers de justice de constater les circonstances accessoires, il doit néanmoins s'en occuper aussi, puisqu'elles peuvent lui fournir des éclaircissemens relatifs à son objet. L'examen des lieux, de la position du corps et de la nature des moyens, servira quelquefois à diriger le Chirurgien dans son jugement particulier, dont la règle essentielle, commune à toute espèce de raisonnement, est de ne pas conclure affirmativement d'après les choses simplement possibles; et de ne pas établir sur des témoignages équivoques, des points de fait dont l'impossibilité seroit démontrée à un homme plus éclairé ou plus attentif. Nous ferons sentir l'importance de ces principes par quelques exemples tirées de notre sujet.

BARTHELEMI POURPRE, dont il a été parlé plus haut, fut trouvé pendu à un arbre, il touchoit à terre par un pied, et il n'y avoit rien aux environs de cet arbre, sur quoi il eût pu monter pour faire le nœud et se jetter ensuite. On jugea par ces circonstances qu'il avoit été pendu fort à la hâte, et avec trop peu de précautions pour déguiser le crime d'assassinat. Mais ces indices, loin d'être décisifs, n'établissent pas la plus légère conjoncture, s'il est vrai qu'on puisse s'étrangler soi-même, les pieds touchant à terre.

Nous avons dit: qu'ALEXANDRE BINEDICDI, (*voyez ci-dessus page 17.*) faisoit mention de cette circonstance, en parlant de l'apoplexie de ceux qui s'étranglent. Un homme dans la force de son âge, épris d'une passion violente, peu convenable à son état, en perdit le sommeil, l'appétit et la santé ; il fit part à ses amis de sa situation et de la résolution qu'il avoit prise de se défaire lui-même, tant la vie lui étoit à charge. On le gardoit à vue ; on lui ôta tout instrument tranchant, et des pistolets dont il s'étoit pourvu. Un jour qu'il paroissoit plus rassis, il se leva de table et passa dans sa chambre à coucher, comme pour quelques bésoins, il ferme les verroux en dedans, prend un bout de ficelle, en fait un nœud coulant, l'accroche avec sa main au bouton du loquet d'un des panneaux de sa fenêtre, passe le cou dans le nœud coulant, et s'étrangle en se laissant glisser, comme pour s'agénouiller. On le trouva mort les jambes traînantes et les genoux touchant presque à terre. Il est vraisemblable qu'il perdit subitement connoissance, comme cet homme dont parle BACON, et que non-seulement il lui fut impossible de se relever, mais qu'il n'en sentit pas même le besoin.

Les signes commémoratifs que ces sortes de personnes dont on peut tirer de grandes notions, sont absedées par des desirs qui leur fait détester la vie. Ces signes sur l'état de cet homme, peut prouver le suicide. *La porte fermée en dedans.*

On rapporte qu'un commissaire au Châtelet et un Chirurgien de Paris, faisant, il y a quelques années, la visite du corps d'une femme trouvée pendue contre le mur de sa chambre, à un pied de terre, son visage ne leur parut altéré en aucune manière. Ils se décidérent pour le suicide, par le seul examen des lieux fermés en dedans, il faut être bien sûre de l'impossibilité de la fuite d'un assassin, pour asseoir son jugement sur cette seule et unique preuve. On sent de quelle conséquence il est de ne pas compromettre la vérité dans les cas épineux que peuvent présenter des affaires aussi délicates que celles dont nous parlons.

On demande si l'action de se donner la mort à soi-même, procède de courage ou de lâcheté, que le suicide est souvent un effet de maladie, qui souvent est causé par des entraves qui nous entourent dans ce monde; et que les malheureux qui en sont la victime sont plus dignes de pitié que des rigueurs de la justice. La note d'infâmie qui ne porte, par l'opinion que contre les survivans et le mauvais traitement du corps après la mort. *Questions.*

TACITE, *annal. lib. six. Ch. 26.* Parle dans les annales de ceux qui se tuoient, pour éviter les douleurs du supplice, auquel ils avoient été condamné. L'on rapporte de ces sortes de personnes que leur corps étoit privé de sépulture. *Les lois ont quelquefois rémedié au fanatisme.*

Peuvent-ils faire impression sur un homme qui sent une froide indifférence pour tous les objets, qui l'entourent, à qui l'existence devient à charge, et que l'ennui de la vie, si connu des anciens, et peut-être plus encore de nos jours dans une nation voisine tourmente, et mène enfin à la triste résolution de vouloir n'être plus? Ainsi ceux qui par manie et dans le trouble de leur ame, ont cherché à se donner volontairement la mort, méritent qu'on les arraches, si l'on peut, de ses bras. Le péril encouru, peut les garantir d'un second accès, il y en a des exemples.

SECTION PREMIÈRE.

Des moyens curatoires que l'on doit employer dans ceux qui périssent de mort violente.

Nous n'entrerons pas dans un détail patologique sur les différentes causes qui peuvent donner lieu aux accidens qui nous mènent souvent à une mort surprenante. Je me réserve plus particuliérement de donner en temps une esquisse sur les causes éloignées qui souvent nous amènent une mort subite. Cependant je vais donner des moyens curatoires pour les noyés; je tâcherai de développer la différence des accidents, en faire la distinction pour ne point faire usage de l'un des moyens pour l'autre, ce qui arrive souvent dans ces coups fatals, on court chez la première peronne, et l'on se jette entre les mains d'un ignorant comme d'un homme instruit.

Réflexion. Permettez de faire une observation en peu de mots. Il semble que ce sera sortir de la tâche que je me suis imposée. Mais le bien de l'humanité m'y engage. Plusieurs officiers de santé de cette commune très-recommandables, tant par leurs lumières que par leur zèle à être utiles à l'humanité souffrante, se plaignent, et moi de même, que quelques particuliers s'émancipent, non-seulement à donner des avis : mais ensuite des remèdes ; il y a toute apparence que ces moyens donnés sont drastiques et violens, puisque l'on en voit tous les jours des effets funestes. Ces médicamens sont particuliérement désignés sous le nom de pilulles de santé. Il est à présumer que la poudre de jalape, la gomme-gutte en font la base. Les effets pernicieux qu'elles produisent souvent, en donnent bien des preuves.

L'on voit de même qu'il se distribue des vomitifs

que des femmelettes donnent à leurs enfans sous la conduite d'un soi-disant homme savant, dont les suites sont souvent funestes.

Avant que de donner les moyens pour rappeller à la vie les personnes qui périssent de mort violente, nous allons donner une différence entre eux, et des signes qui les caractérisent.

Des accidens généraux.

Le premier de ces accidens est nommé asphyxique, le second apoplexie, le troisième la submersion, le quatrième suffocation, le cinquième est la catalepsie. *(Signes des accidens et de leur définition.)*

Nous n'entrerons pas à présent dans les différentes causes qui donnent naissance à ces maladies dont les suites sont si funestes, et qui souvent se terminent par la mort. Nous dirons seulement qu'ils ont tous leur siège dans la tête ; l'estomac y entre pour quelque chose, attendue la sympathie qui règne dans la boëte osseuse désignée sous le nom de crâne. On entend par sympathie l'union intime que les différentes parties du corps ont entre elles par le moyen des artères et des veines des vaisseaux limphatiques, des tuyaux secrétoires et excrétoires des nerves et des membranes, des tendons ou d'autres parties qui leur sont communes. C'est par quelques-unes de ces voies qu'une maladie arrive à une partie du corps par le vice d'un autre qui lui en communique la cause, c'est ce qu'on appelle par consentement.

On entend par asphyxie, une abolition subite du mouvement et du sentiment accompagnée de la privation du pouls et de la respiration ; c'est le dernier degré de la syncope et l'état le plus voisin de la mort. Asphyxie vient du grec ; il signifie sans pouls. *(Définition des maladies de la tête.)*

La submersion, la vapeur du charbon, l'air fixe dégagé par la fermentation, la compression quelconque du col ou de la poitrine. Le froid, les lieux méphytiques offerts par la nature, les vapeurs qui s'échappent des fosses d'aisance, enfin la foudre, etc.

Les symptômes augmenteront graduellement d'intensité, et occasionneront dans les fonctions vitales un désordre si grand qu'il ne sera plus possible d'y porter remède. Le vrai moyen est de faire cesser la cause qui la jette dans cet état.

Résumé de ce que l'on remarque dans le cadavre de ceux qui meurent d'asphyxie.

On observe un affaissement général des vaisseaux et des vésicules du poumon. Quoique l'asphyxie et l'apoplexie soient très-dissemblables par leurs symptômes et par leurs effets, et qu'elles soient produites par des causes bien contraires, elles sont cependant pour ainsi dire confondues dans la pratique habituelle des officiers de santé, et regardées comme de la même nature; leurs noms passent souvent pour synonimes, et les moyens de les combattre ne diffèrent presque pas; cette confusion préjudiciable à l'art de guérir, a besoin d'être réformée d'après l'autorité des auteurs et le résultat des observations.

On va voir en effet, qu'il y a une grande différence entre l'apoplexie et l'asphyxie, quoique ces deux maladies soient ordinairement confondues ensemble par les observateurs. L'épilepsie est de la classe des apoplexies; et la syncôpe de celles des asphyxies; il y a encore d'autres maladies enveloppées dans la même confusion qu'il importe de distinguer par la classe à laquelle elles appartiennent.

L'apoplexie et les maladies de cette classe qui

surviennent

(33)

surviennent dans les fluides aériformes diminués de poids sont l'effet d'une excessive dilatation du sang et des humeurs ; l'asphyxie, au contraire, et les affections de la même nature, qui frappent dans les atmosphères augmentées de poids sont caractérisées par une espèce de resserrement des globules de ce fluide; de sorte qu'elles occupent moins d'espace que dans l'état naturel.

On entend par apoplexie une maladie dans laquelle tous les sens externes et internes , et tous les mouvemens volontaires sont jusqu'à un certain point détruits, pendant que la respiration et l'action du cœur subsistent. On la distingue de la paralysie, en ce qu'elle est une affection de toutes les puissances qui servent au sentiment et au mouvement volontaire ; et la syncope en ce qu'elle existe, pendant que la respiration et l'action du cœur continuent.

CULLENNE désigne sous le nom d'apoplexie, le carus , maladie qui diffère de ce dernier , parce qu'elle est moins violente. Le carus dans ce cas est un assoupissement tel, qu'on peut à peine en tirer le malade ; il n'a que très-peu de sentiment , il n'exécute les mouvemens volontaires, qu'avec une difficulté extrême; néanmoins la respiration et le pouls sont à peu-près comme dans l'état naturel , la déglutition ne se fait qu'imparfaitement; si on tiraille ou pique le malade, il ouvre les yeux; cet état ne diffère de l'apoplexie qu'en ce que la respiration n'est pas stertoreuse.

La catalepsie consiste dans la suppression de tous les sens et des mouvemens volontaires; le pouls et la respiration subsistent; mais sont à peine sensibles ; les muscles sont dans l'état de contraction, où les a laissés la volonté ; les membres restent dans la position où on les a mis.

E

Distinction de l'apoplexie en deux espèces.

Apoplexie.
Distinction
en deux es-
pèces.

On distingue deux sortes d'apoplexies : la première se nomme apoplexie sanguine.

La seconde est appellée séreuse. Celle-ci attaque plus particuliérement les personnes affectées de leucoplegmatie. Elle s'observe chez les vieillards ; elle se nomme aussi pituiteuse.

Signes de
cette mala-
die.

On la reconnoît à la foiblesse du pouls, à la pâleur du visage ou à la foiblesse qui la précède.

Signes de
l'apoplexie
sanguine.

Des signes commémoratifs de cette maladie, c'est-à-dire, ce qui se passe avant l'accident.

Le signe diagnostique nous fait connoître l'état du malade dans l'apoplexie sanguine.

La plethore universelle et particulière de la tête ; la rougeur du visage et des yeux , la plénitude de l'estomac , la chaleur de tout le corps, produit ce que les auteurs ont appelé coup de sang. Dans cet état , le pouls est fréquent et fort.

Nous n'entrerons pas dans les causes de cette fâcheuse maladie, elles sont indéfinies.

Moyens
curatoires
dans l'apo-
plexie san-
guine.

Le premier moyen que l'art nous offre pour diminuer la plethore générale , est la saignée plus ou moins répétée, selon les circonstances : c'est le remède auquel on doit compter ; il faut même tirer une grande quantité de sang , s'il est possible, particuliérement de la jugulaire , ou de l'artère temporale. Malheureusement , ces opérations ont été abandonnées. C'est bien mal-à-propos ; car en ouvrant la veine jugulaire on applique le remède presque sur le mal ; par ce moyen, on parvient à débarrasser l'engorgement de la tête ; car en faisant l'ouverture des cadavres qui meurent à la suite d'apoplexie, l'on trouve toujours du sang épanché dans la cavité du crâne par la rupture de quelques vaisseaux sanguins; c'est ce qui arrive principale-ment aux personnes sanguines et billeuses, sur-tout lorsqu'elles ont l'estomac fort chargé d'alimens et de boisson, tels que le vin ou autres liqueurs spi-ritueuses. Ces causes augmentent le mouvement des fluides, rompent les vaisseaux les plus déliées du cerveau, et produisent souvent l'épanchement. Une seconde cause qu'on a remarquée à l'ouverture des cadavres de cette même maladie, est un sang grossier et épais amassé souvent en grande quantité chez les plethoriques dans les vaisseaux du cerveau et de la piémerre.

Suite de l'utilité de l'ouverture de la veine jugulaire et de l'artère temporale.

De la léthargie.

On entend par cette maladie un assoupissement profond accompagné d'oubli, de tremblement des mains, et d'une diminution considérable du sentiment et du mouvement volontaire. C'est cette inertie où se trouvent les malades, et la perte de mémoire qui caractérisent cette maladie sous le nom de léthargie.

De la lé-thargie.

On la distingue du carus et de l'apoplexie, en ce que les malades répondent et parlent quand on les appelle. C'est ce qui n'arrive point dans le carus ni dans l'apoplexie. Dans la léthargie, la respira-tion est moins embarrassée que dans les autres af-fections soporeuses, le pouls moins lent et moins large, la couleur du visage est presque la même que dans l'état de santé.

Les personnes menacées de cette maladie ont le tempéramment phlegmatique, pituiteux, et d'une corpulence grosse et épaisse.

Les vieillards et les enfans y sont plus exposés que les autres.

Cause de cette maladie.

·La cause, en un mot, paroît venir d'une surabondance de sérosité qui inonde et relâche les parties du cerveau plus que tout le reste.

Cela est prouvé par l'ouverture des cadavres. J'ai moi-même pratiqué sur plusieurs sujets dans l'ouverture de la tête. J'ai remarqué des parties séreuses dont nous venons de parler; ces sortes de personnes avoient été attaquées d'affections de la tête.

Évanouissemens qui dépendent des maux de nerfs.

Nous avons dit qu'il y avoit une liaison étroite de la tête avec l'estomac.

Nous avons dit que l'estomac avoit avec la tête une liaison étroite; que cette partie, c'est-à-dire l'estomac donnoit lieu, lorsqu'il étoit trop engorgé d'alimens, à une maladie distinguée sous le nom dyspepsie ou d'indigestion. On entend par ce terme le trop long séjour des alimens dans l'estomac. Les symptômes qui caractérisent la dyspepsie sont la norexie, la nozé, le vomissement, les roéts, les ruminations, la cardialegie, etc. etc.

La plénitude de l'estomac peut occasionner une maladie désignée sous le nom d'évanouissement : maladie très-souvent commune et qu'il ne faut pas confondre avec d'autres accidens qui dépendent des maux de nerfs.

J'entends ici par ces maux, ceux qui dépendent de ce vice dans les nerfs qui fait qu'il excite dans le corps, ou des mouvemens irréguliers, c'est-à-dire, des mouvemens sans cause extérieure, au moins sensible, et sans un acte de la volonté, ou des mouvemens beaucoup plus considérables qu'ils ne devroient l'être, s'ils étoient proportionnés à la force de l'impression extérieure. C'est précisément ce qu'on appelle vapeur.

Les signes de la réplession qui précède ordinai-

rement cette mauvaise digestion , sont l'engour-
dissement et la pesanteur du corps qu'on éprouve
quelques heures après le repas; la douleur, la pesanteur de tête et de tout le corps , le jugement
tardif, des songes importuns, et beaucoup d'envie
de dormir. Cette sorte d'*indigestion* , si ordinaire
aux crapuleux, s'annonce par des douleurs d'en-
trailles, quelquefois très-vives; par des anxiétés ,
le gonflement de l'estomac, des rapports avec un
goût d'aigre ou de pourri, le dégoût, le hoquet,
le vomissement , le cours de ventre : les vents qui
s'échappent ont une puanteur insupportable, etc.
L'assoupissement, le délire et autres symptômes des
plus graves, quelquefois l'accompagne ainsi que la
fièvre plus ou moins forte qui en imposent souvent
aux officiers de santé peu attentifs, et leur fait prendre le change sur la nature de la maladie; méprises ordinairement funestes.

Une infinité de causes produisent différentes sortes d'indigestions, et toutes ces maladies ont chacun leur moyen propre. J'exhorte mes concitoyens
à faire choix des personnes éclairées et instruites
pour trouver les vrais moyens qui leur sont convenables.

De la suffocation.

La suffocation est une maladie très-aiguë, accompagnée d'une difficulté considérable de respirer
et presque suffocative.

De la suf-
focation.

Elle diffère de l'asthme, en ce que ses accès ne
sont pas périodiques. Elle diffère encore de la
deypsnée et chronique.

Il y a une infinité de causes qui peuvent donner
lieu à la suffocation, qu'il est bien essentiel aux
praticiens de ne pas confondre les unes avec les
autres. Nous n'entrerons pas dans le détail particu-

lier de toutes ces causes qui nous environnent, et qui donnent lieu à toutes ces maladies. Un volume *in-quarto* ne suffiroit point. Je me bornerai seulement à dire que les maladies inflammatoires de la gorge désignées sous le nom d'angina ou esquinanci viennent du verbe grec, qui signifie étranglé. Cette terrible maladie peut donner lieu à des erreurs en prenant le change, en ne saisissant point la cause qui produit la maladie. Je parle à ces personnes qui tous les jours donnent des remèdes, et ils ignorent le caractère et la cause de ces accidens.

OBSERVATIONS.

Observations du célèbre JAMMES, auteur anglois, tome 2.

Un certain boucher ayant commencé à sentir sur le midi une douleur autour du larynx et du pharinx qui ne lui permettoit de boire et de manger qu'avec peine, s'adressa vers le soir à un apoticaire qui lui donna un gargarisme d'eau de plantin et de laitue, de sirop de mûre et de vinaigre. La douleur augmenta après qu'il eût pris ce remède. Et il fut subitement étouffé pendant la nuit, mais il conserva sa raison jusqu'au dernier soupir.

On fit l'ouverture du cadavre, et l'on trouva la substance ou le paranchyme des poumons converti en pue avec un abscès dans l'un de ses côtés qui étoit aussi rempli de la même matière. Il n'avoit jamais été incommodé de la toux ni des crachemens de sang ; avant ce funeste accident, il avoit toujours joui d'une santé parfaite.

Que conclure de cette observation, ainsi que de beaucoup d'autres ? Je dirai qu'on ne saisit pas toujours la cause primitive qui va produire une inflammation. En conséquence, on ne peut pas faire usage des moyens convenables pour empêcher les progrès rapides de cette maladie dont les signes ont quelquefois échappés aux yeux des praticiens consommés. On ne peut pas disconvenir que si la saignée avoit été employée ainsi que dans les autres cas inflammatoires, le particulier dont il vient d'être question n'auroit pas été subitement étouffé.

J'aurois bien encore d'autre cause à exposer sur ce qui peut donner lieu à la suffocation. Je me réserve encore à donner quelques observations relatives à cet objet, en parlant des moyens que l'on doit mettre en usage pour les personnes noyées.

DE LA SUBMERSION.

Des accidens et des suites qui arrivent à ceux qui tombent ou qui se jettent dans l'eau.

Des précautious qu'on doit avoir dans les moyens qui leur conviennent.

De la submersion.

Plusieurs circonstances sont bien nécessaires à ceux qui particuliérement sont demandés pour secourir un noyé. La première est une précaution sage à faire usage, c'est de faire attention à la manière de le tirer hors de l'eau ; d'après cela, lorsqu'il est question de le transporter dans l'un des premiers endroits, il faut avoir la précaution de ne point le mettre brusquement sur son épaule, surtout si c'étoit un gatçon ou un enfant. Cette manœuvre mise en usage pourroit le faire mourir s'il ne l'étoit pas. Ne doutons pas d'un moment qu'il s'est commis des abus à cet égard, et j'en suis moi-même témoin oculaire.

Voyez l'histoire et mémoires de ces faits , de la société formée à Amsterdam, imprimée vers l'année 1758.

Suite des
précautions
et des
moyens pour
les personnes
noyés.

Autant qu'il sera possible, on fera ensorte de le mettre sur une chaise à porteur ou sur ce qu'on appelle *lit de camp*. Il faut le bien envelopper , si c'est en hiver, avec des couvertures convenables; lui tenir la tête pour ne point la laisser abandonner à elle-même. Par ces sages précautions , on évitera les accidens , sur-tout l'épanchement de sang. Ce fut probablement là la cause de la mort d'un individu dont l'histoire se trouve consignée dans les mémoires de la société d'Amsterdam. Il perdit beaucoup de sang, et il mourut.

Pour indiquer et continuer à développer les moyens qu'il faut employer pour rappeller les noyés à la vie , il faut d'abord expliquer la vraie cause de la mort des noyés. Je ne m'attacherai point à développer les différens systêmes tant des anciens que des modernes, et sur les diverses expériences faites , sur les animaux vivans; cela pourroit nous conduire dans un cahos ténébreux dont nous ne pourrions jamais sortir. La submersion , la vapeur du charbon , l'air fixe dégagé par la fermentation , la compression quelconque du col ou de la poitrine , le froid , les lieux méphytiques offerts par la nature, les vapeurs qui s'échappent des fosses d'aisance ; enfin la foudre sont des causes externes qui produisent l'asphyxie. Toutes les fois qu'un animal sera exposé pendant un temps, même fort court, à l'action, de ces différentes causes , il ressentira plusieurs accidens particuliers, selon la cause qui agit sur lui; mais quelle que soit cette cause , il éprouvera constamment une difficulté de respirer, qui ira jusqu'à la privation totale de la respiration , ainsi que l'abolition successive du mouvement et du sentiment ; et s'il reste exposé assez de temps à l'action de cette cause , les symptômes qu'elle produit, augmenteront graduellement d'intensité ,

et

et occasionneront dans les fonctions vitales un désordre auquel il ne sera plus possible de porter remède. Les secours les plus efficaces qu'on doit donner à une asphyxie est de faire cesser la cause qui
la produit.

La mort des animaux submergés, a été un sujet
de division très-vive parmi ceux qui ont cherché
à en découvrir la cause, et à en établir les preuves.
On a opposé sentiment à sentiment, expérience à
expérience, et à force de disputer, on est presque
parvenu comme dans plusieurs occasions, à em-
brouiller tellement la matière, qu'on a de la peine
à s'entendre. Les uns veulent que les noyés meurent d'apoplexie ; les autres attribuent ce genre de
mort, aux accidens péripneumoniques ; ceux-ci
regardent l'introduction de l'eau dans les poumons,
comme cause de suffocation; enfin, d'autres assu-
rent de n'avoir jamais trouvé d'eau dans la poitrine, en disséquant des hommes ou des animaux
noyés. Dans cette diversité d'opinions, où trou-
vera-t-on le chemin de la vérité! Chaque sentiment est soutenu par des hommes qui ont donné
des preuves de leurs talens et de leurs connois-
sances ; c'est ce qui augmente l'incertitude, sur
des sentimens qui se contredisent.

Sans m'arrêter plus loin, je me dispenserai
d'entrer dans le détail de ces opinions, je ne m'attacherai qu'à celui du savant MAQUER, parceque,
après avoir bien réflechi, ce sentiment m'a paru
le seul qu'on puisse adopter. Cet habile chimiste,
que les médecins régretteront long-temps, prétend
que les animaux qui périssent sous l'eau, meurent
de la même mort que ceux qui périssent dans les
gaz : ils sont véritablement noyés dans l'un et dans
l'autre cas ; et si les mêmes espèces d'animaux ré-
sistent un peu plus long-temps dans l'eau que dans

les gaz, cela vient de ce que la pression de l'eau, faisant obstacle à la sortie de l'air, contenu dans leurs poumons au moment de la submersion, cette portion d'air continue à leur entretenir un reste de vie, jusqu'à ce qu'il soit entièrement épuisé et devenu tout-à-fait incapable de contribuer en rien à la respiration.

C'est au défaut du renouvellement d'air, contenu dans les poumons, qui est devenu méphitique, pour y avoir séjourner trop long-temps, qu'il faut attribuer la vraie cause de la mort des noyés.

Ce sentiment me paroît le plus probable, en effet, qu'est-il besoin de recourir à des causes que des expériences contradictoires rendent très-douteuses. Pour douter d'un phénomène qui s'explique naturellement par des causes que nous venons de rapporter.

Cependant les expériences très-concluantes que MM. CHAMPEAUX et FAISSOLE ont faites sur différens animaux, prouvent incontestablement que l'eau entre dans les poumons des noyés. C'est le sentiment de feu LOUIS et plusieurs autres auteurs. Or, si l'eau pénètre dans la poitrine, il est impossible qu'elle ne contribue pas, pour quelque chose, à la mort des noyés; mais ce n'est que comme cause secondaire, et non pas selon l'opinion de MM. CHAMPEAUX et FAISSOLE, comme cause principale de la suffocation; car il est constant qu'on a rappellé des noyés à la vie, avant qu'ils ayent rejetté la plus grande partie de cette eau écumeuse, qui occupe les brouches et la trachée. Or, si malgré la présence de cette humeur dans les voies de la respiration, on a ranimé des noyés, elle n'étoit donc point la cause essentielle de leur mort, et il faut absolument recourir à une autre cause plus puissante, qui ne peut être que la privation de l'air respirable.

Au reste, que les causes ayent lieu ensemble ou séparement, il suffit pour remplir le but de cet ouvrage, que l'on convienne que dans l'un et dans l'autre cas, l'insulflation d'un air respirable dans les poumons, est le moyen le plus efficace pour rappeller les noyés à la vie.

On convient que les animaux exposés à l'action du gaz, qui s'échappe de la combustion et de la fermentation, périssent par la même cause, puisqu'ils reconnoissent à ces fluides, une nature homogène, c'est toujours au défaut du renouvellement de l'air, contenu dans les poumons, qu'on attribue une mort aussi prompte ; mais cependant on diffère sur la manière dont ces gaz exercent leur action malfaisante. Les uns, ne leur accordent, pour ainsi dire, qu'une force d'inertie, une puissance passive, et prétendent que ces gaz n'entrent point dans les poumons et qu'ils ne sont, ou ne peuvent pas fournir le principe qui entretient la vie, ils donnent la mort à l'animal qui le respire, s'ils agissent assez long-temps sur lui.

» Si ces fluides causent la mort, dit le célèbre » MAQUER, c'est uniquement, parce qu'ils ne » sont point de l'air ou ne sont point mêlés d'une » assez grande quantité d'air, pour entretenir la » respiration, et qu'on ne connoît jusqu'à présent » dans la nature, aucune autre substance que le » véritable air, l'air proprement dit, qui puisse » entretenir cette fonction vitale ».

La compression est souvent cause d'asphyxie, sans entrer dans le détail des différentes manières dont cette cause peut arriver, soit au col, ou à la poitrine. Cette cause d'accidens est très - fréquente, c'est pour cela qu'il ne faut pas en douter.

En effet, si la compression est assez forte pour fermer l'entrée de l'air par la trachée, ou pour empêcher la délatation de la poitrine, alors la respiration sera totalement suspendue, et l'animal qui éprouvera cette gêne, sera tout-à-fait dans le cas de celui qui ne peut point renouveller l'air de sa poitrine, et périra par cette cause ; c'est ce qui arrive quelquefois aux enfans qui sont arrêtés trop long-temps dans le bassin, lors de l'accouchement ; leur poitrine est tellement serrée, qu'elle ne peut point se delater, et s'il arrive que le cordon soit assez comprimé pour intercepter la communication de la circulation de l'enfant avec celle de la mère, les enfans qui se trouveront dans cette position, ne pourront manquer de venir au monde dans un état d'asphyxie : quelquefois aussi les nourrices et même des mères de familles, placent leurs enfans à côtés d'elles dans leur lit, les couchent même, et les comprime en dormant, au point de les suffoquer.

Nous demandons une place ici, pour insérer une observation intéressante, communiquée à l'académie de chirurgie de Paris, dont la lecture a été faite dans une des séances.

Cet auteur fut mandé pour un accouchement, long et laborieux, par la mauvaise situation de l'enfant et par les contours variés du cordon oblical autour du col : une portion de ce cordon s'étoit présentée hors de l'orifice de la matrice. L'extraction de l'enfant fut faite selon les règles que l'art prescrit dans un cas si difficile, mais il ne donnoit aucun signe de vie : c'étoit un gros garçon bien conformé, reconnu pour vivant quelques instans avant sa naissance. M. ANDRIEU ne négligea aucun des moyens qu'il crut capable de le ranimer, s'il étoit possible. Pour cet effet, il appliqua sans délai, sa bouche fermement sur celle de l'enfant, dont le corps étoit enveloppé de linges chauds, et lui pinçant le nez avec deux doigts de la main gauche, il introduisit le souffle de son haleine, à différentes reprises, dans la poitrine de l'enfant: pendant ce temps il lui frottoit légèrement le bas ventre avec la main droite. M. ANDRIEU continua cette opération pendant un demi quart d'heure, et en même-temps la garde frottoit les tempes et le creux de l'estomac, avec de l'eau-de-vie tiède, sans aucun effet: il crut alors devoir s'occuper du soin de délivrer la mère, après quoi il revint à l'enfant abandonné par la garde et les assistans, et laissé comme mort dans son lange, au coin du feu: un secret pressentiment ranima le zèle de M. ANDRIEU; il réitéra au petit infortuné les mêmes secours qu'il lui avoit précédemment administrés; il lui fit entrer dans la poitrine à deux autres différentes fois, coup sur coup, par des fortes expirations, le plus grand volume d'air qu'il pût, et qu'il avoit inspiré exprès pour produire cet effet. Il y a sûrement de la méthode à faire efficacement ces insufflasions: on fit de nouvelles fomentations spiritueuses et aromatiques, le corps de l'enfant fut échauffé extérieurement par des linges chauds, dans lesquels on l'envéloppoit; tout cela se soutint pendant environ une demie-heure, sans autre espérance de succès qu'une variation de couleur, tantôt pâle, tantôt un peu plus rouge, dont le visage de l'enfant se couvroit alternativement. Une espèce de râle instantanée paroissoit soutenir l'espoir; mais on pouvoit attribuer ce bruit à l'issue du souffle artificiel et à l'action de l'air contre la glotte, où il étoit repoussé par la compression passive de la poitrine sur laquelle on faisoit de fois à autre des frictions. M. ANDRIEU convient que lassé de ces soins pénibles et infructueux, et même dégoûté de les donner à un cadavre, il fut tenté plusieurs fois de l'abandonner; mais à l'instant cette fâcheuse résolution étoit combattue par un sentiment dont il ne put se rendre raison. Il eut encore recours à la barbe d'une plume humectée d'un élixir cordial, elle fut introduite dans le gosier de l'enfant à plusieurs reprises; et par intervalle, on lui souffloit de l'air chaud dans la bouche. Enfin, M. ANDRIEU, insinua cette plume dans les narines de l'enfant, à dessein de lui châtouiller l'expansion des nerfs olfactifs, qui se distribuent sur la membrane pituitaire, et de tâcher, par cette irritation, de mettre en jeu les fonctions vitales. Au bout de cinq à six minutes de cette dernière opération; M. ANDRIEU s'apperçut d'une espèce de trémoussement des lèvres et d'un petit froncement aux paupières: il observa en même-temps un léger battement de cœur; encouragé par ces foibles signes de vie, il souffla trois fois promptement répétées, dans la bouche de l'enfant par de fortes expirations, avec les conditions prescrites à cette dernière tentation, la poitrine se soutint dilatée, et le poumon retint l'air qui fut expulsé graduellement, et ensuite attiré de nouveau: ainsi la respiration s'établit peu-à-peu par de petits mouvemens alternatifs de la poitrine, qui devinrent de ce moment, réglés et apparens, le visage et le corps, qui, jusqu'alors avoient été pâles et décolorés, commencèrent à reprendre une couleur animée; on eut soin d'entretenir une couleur extérieure, un peu de vin versé dans la bouche avec une petite cuillère à café, fut avalé : peu de temps après l'enfant poussa des sanglots répétés, suivis de gémisse-mens, terminés par des pleurs assez copieux, pour annoncer qu'il avoit triomphé de la mort.

Cet enfant est actuellement âgé de deux ans, étant né dans la nuit du 25 au 26 Avril 1773, (vieux stile) il jouit d'une parfaite santé.

Il doit manifestement sa vie aux soins de M. ANDRIEU, et cet exemple de réussite a paru ne pouvoir être trop tôt publié dans tous ses détails, pour exciter un pareil zèle aux accoucheurs et à ceux qui sont a porté de secourir les enfans nou-veaux nés. Vous voyez, citoyens, combien il est de la dernière importance de ne dévouer votre confiance qu'à des personnes instruites et con-nus par leurs capacités ; car enfin aujourd'hui, sous le prétexte de cette liberté, nous voyons des personnes qui n'ont jamais eu aucun principe sur l'art de guérir, exercer ouvertement la chi-rurgie et pratiquer les accouchemens. De ces abus, il résulte des suites funestes, et c'est-là, peut-être, une des principales causes de la mort d'un si grand nombre d'enfans.

La médaille que l'académie a adjugé à M. ANDRIEU, est pour lui, comme la branche de chêne, dont les romains formoient la couronne civique, elle n'étoit point par elle-même une ré-compense, mais un indice par lequel on con-noissoit le compatriote.

Rapport qu'ont les nerfs du mamelon, avec le plexus cardiaque, le pulmonaire et avec tout le corps par la paire-vague.

Le châtouillement à la plante des pieds avec un pinceau, on fera baigner l'enfant jusqu'au col, dans une décoction aromatique, dont la base sera le vin. L'aspersion d'eau froide lui souffler de l'eau-de-vie ou quelqu'autres liqueurs spiritueuses convenables à la face, dans la bouche et aux autres endroits propres.

On peut exposer l'enfant à la fumée du cordon, qu'on fera brûler à côté de lui. Enfin, à tous ces secours, il faut joindre celui-ci. L'enfant naît, souvent sans apparence de vie, parce qu'il est froid et coutus: on fera bien de le réchauffer, si sa vigueur le permet. On donnera un peu de liberté aux vaisseaux par une petite saignée, en coupant légèrement le cordon umbilical, ce moyen a été plus d'une fois suivi de succès.

OBSERVATION.

Remarque importante sur l'incertitude de signes de la mort violente dans les enfans naturels, par le docteur WILLIAM - HUNTER, adressée à la société de Médecine de Londres.

Fait d'une jeune fille de la campagne.

Cette personne avoit été arrêtée, et mise en prison, pour qu'on lui fît son procès sur l'accusation d'avoir fait mourir son enfant naturel. HUNTER, sollicité par un de ses amis, crut d'après les circonstances, qu'elle étoit innocente, mais sachant que les esprits du peuple étoient fort aigris contre elle, par le cri général d'une mort cruelle et contre nature. Il craignit que malgré son innocence, elle ne devint la victime du préjugé et du zèle aveugle; en conséquence, il écri-
vit

vit ses observations, pour faire ensorte que l'information fut impartiale et dégagée de tout préjugé.

Elles ont pour but de mettre sous les yeux des juges, diverses réflexions sur les circonstances, dont l'examen peut aisément être omis de l'information, dont le détail se réduit aux principaux points suivans :

1°. Une femme perdue de réputation ou d'un état abject, doit être moins soupçonnée de la mort de son enfant naturel, parce qu'elle est moins sensible à l'infâmie qu'une femme vertueuse et d'un état honnête, qui a une haute idée du déshonneur.

2°. L'intention évidente de cacher la naissance, ne prouve rien en faveur de l'intention de détruire l'enfant. Cette circonstance qui a généralement beaucoup de poids auprès des juges, ne peut tout au plus fournir que matière de soupçons, et non pas servir à résoudre une question, (d'ailleurs douteuse) entre la décharge et une mort ignominieuse.

3°. On ne peut exiger une conduite conséquente, que de la part d'une personne dont l'esprit est calme et rassis, mais non pas d'une femme violemment agitée, par un conflit de passions et de terreurs. Une femme peut avoir cachée son enfant mort, sans l'avoir détruit, une conduite déraisonnable, peut alors paroître très-naturelle, l'auteur en rapporte des exemples.

4°. La tête ou le visage de l'enfant enflé, rouge ou noire, ne sont pas des preuves qu'il ait été étranglé; ces accidens se remarquent à des enfans pleins de vie, et se dissipent au bout de quelques jours.

5°. Dans le cas d'une naissance cachée, la

G

preuve que l'enfant a respiré, n'en est point une de la mort violente de cet enfant, elle est tout au plus le motif d'un soupçon.

6°. Un enfant respire très-souvent du moment que sa bouche paroît, et il peut mourir ensuite avant que son corps soit sorti, s'il y a une intervalle considérable entre la sortie de la tête et celle du corps.

7°. Des enfans, dont la naissance n'est point mystérieuse, meurent malgré tous les secours, après avoir respiré; pourquoi ce malheur n'arriveroit-il point à une fille qui s'accouche d'elle-même?

8°. D'autres ont besoin pour être rappellés à la vie, qu'on leur souffle dans les poumons, qu'on les réchauffe par des frictions, par des alkalis, etc. Une fille qui s'accouche seule, est-elle homicide, pour ne pouvoir administrer ces secours à son enfant, ou pour ignorer qu'ils lui sont nécessaires?

9°. Un enfant né vivant, peut périr faute de respiration, dans les linges, dans le sang, peut-être dans les matières fécales de la mère ou sous ses cuisses, parce qu'elle sera tombée en syncôpe, et qu'elle aura manquée de secours.

Tout se reduit à observer que le juge doit toujours supposer, qu'une femme non mariée et enceinte, tache de cacher son déshonneur, et forme le meilleur plan qu'elle peut imaginer pour sauver sa vie et celle de son enfant, et pour cacher en même-temps son secret, que dans ce cas, son plan peut avoir été renversé, parce qu'au moment où elle s'y attendoit le moins, les douleurs lui sont survenues et qu'elle a accouchée seule d'un enfant mort, ou s'il étoit vivant en venant au monde, qu'il sera mort ensuite par accident, ou par l'omission des secours dont il auroit eu besoin.

Dans un pareil cas, le crime est seulement d'avoir été enceinte et forcée de cacher la grossesse, par un principe de honte vertueuse; ce que la loi n'entend pas punir de mort.

Des officiers de santé consultés, lorsqu'il s'agit de constater un tel délit, doivent être en garde pour se comporter suivant ces observations, afin d'éclaircir les jugès dans ces sortes de faits.

Nous allons reprendre le fil que nous avons abandonné pour citer des exemples qui viennent à l'appui de la matière dont nous traitons qui mérite toute l'attention du lecteur.

Les enfans ne sont pas les seuls exposés à ce genre de suffocation. Les adultes peuvent avoir les organes de la respiration comprimés par un si grand nombre de causes que les bornes que je me suis prescrites dans cet ouvrage, ne me permettent pas d'en faire l'énumération en général, parce qu'elles sont à l'infini.

Le froid excessif est capable de suffoquer quelqu'un, et de produire l'asphyxie; l'histoire nous apprend que des armées ayant été exposées à un grand degré de froid, beaucoup d'hommes n'ont pu le supporter; les uns y ont perdu la vie, et les autres ne l'ont conservé qu'avec la plus grande peine. Si l'on a le malheur de s'abandonner au froid, on ne se réveille jamais à moins que le hasard n'amène du secours. Ces accidens sont assez communs aux personnes qui voyagent dans les pays du Nord ou dans les hautes montagnes. BOERHAAVE s'y trouva exposé en Hollande dans l'hiver de 1709, il alloit voir un malade à la campagne, accompagné d'un chirurgien; ils se trouvèrent accablés d'un assoupissement, auquel se joignoit tant

de douceur, qu'ils s'y seroient infailliblement li-
vrés, si BOERHAAVE qui en connoissoit tout le danger, ne s'y fut opposé et n'eût engagé par son exemple
le chirurgien et le cocher que l'assoupissement
avoit aussi gagnés à descendre de la voiture et à
redonner en marchant du mouvement à leur sang.

Tous les effets concourent à procurer cet assoupissement suivi des accidens les plus graves. En
refroidissant la surface du corps, il condense les
fluides, et retrécit les vaisseaux. La circulation y
y devient très-difficile, mais elle se fait encore
plus librement dans les gros vaisseaux qui sont à
l'abri du froid ; le cerveau reçoit plus de sang par
cette raison, et aussi à cause d'une espèce de
plethore occasionné par la diminution du cali-
bre des vaisseaux. Les veines qui vuident le sang
du cerveau sont plus exposées au froid que les
artères qui y correspondent, c'est ce qui empêche
le retour du sang; car l'effet du froid diminue la
faculté aux fibres musculaires de se mouvoir. Les
muscles qui servent à la respiration sont donc
gênés dans leur mouvement. Ils ne peuvent assez
dilater la poitrine pour que la respiration soit aisée,
parce qu'ils ne peuvent eux-mêmes faire le mouvement ordinaire et suffisant pour opérer cette fonction. Or, si l'air ne peut point pénétrer dans la
poitrine en assez grand volume pour dilater les
vésicules pulmonaires et fournir la quantité d'air
vital suivant le besoin de l'animal, il est certain
que cette cause concourra avec le ralentissement
de la circulation à procurer une mort inévitable,
et d'autant plus prompte que ces deux causes au-
ront plus d'intensité.

Les mofettes naturelles sont des émanations
aériformes que la nature offre dans beaucoup d'endroits. Les grottes, les souterrains creusés par la

main des hommes pour fouiller les mines, la surface même de la terre présente dans nombre de
circonstances ces fluides méphytiques, qui diffèrent entre eux, à la vérité, par quelques proprié-
tés; mais qui se ressemblent tous par leur impression meurtrière sur les animaux.

Il y a une observation à faire au sujet des mofettes naturelles; celles qui ne s'enflamment point
à l'approche d'un corps embrasé, suffoquent l'animal
qui les respire, en le privant de l'air vital nécessaire à
l'entretien de la vie; effet qui ne diffère point de
ceux des autres causes de suffocation, mais des gaz
qui s'enflamment et qui font quelquefois des ex-
plosions terribles. Cette explosion peut tuer l'a-
nimal; alors la respiration ne souffre plus; et si
l'animal meure, ce n'est que par la même raison
qu'il auroit péri, s'il avoit été exposé à la détonnation
d'une certaine quantité de poudre à canon, ou à
une toute autre secousse semblable. La preuve en
est que les ouvriers qui travaillent aux mines, et
qui sont les plus exposés à l'action de ces gaz
inflammables, se garantissent totalement de leur
impression pernicieuse, s'ils ont eu le temps de se
coucher par terre, la face en bas, avant l'explosion.
On sent bien que les secours que l'on doit porter
à ces pauvres malheureux qui ont éprouvé ces
sortes de secousses, doivent être différens de ceux
de l'asphyxie. Cependant la vie n'étant point
éteinte, on peut faire usage des remèdes généraux
que nous indiquerons plus tard.

Tous les lieux qui recèlent des matières végétales
et animales en fermentation putride, exhalent des
vapeurs infiniment nuisibles à l'économie animale;
l'expérience de tous les temps à fait faire cette
triste observation, et la fréquence de ces accidens, a attiré plus particulièrement l'attention des

officiers de santé; mais ces émanations ne produisent pas toutes des effets également prompt, quelques-unes semblent n'avoir sur l'économie animale, qu'une action lente, dont les effets quoique plus ou moins pernicieux, ne se manifestent cependant qu'après un certain laps de temps. Telles sont les vapeurs que l'on a toujours régardées, comme les causes des maladies populaires, des fièvres putrides et autres. La lenteur de ces effets vient probablement du mélange de ces gaz, avec l'air respirable qui en diminue l'énergie; car lorsqu'ils sont pures, ils produisent des effets tout aussi prompts et tout aussi meurtriers que les autres gaz, dont nous avons parlé plus haut; c'est pourquoi nous renvoyons à ce que nous avons déjà dit, en parlant des différens gaz méphytiques; et il paroît que celui que les fosses d'aisances, le creux des fumiers et autres, produisent le plus fréquemment, est le gaz inflammable.

Je parle toujours dans cet instant des traitemens de l'asphysie, de l'apoplexie et des noyés, etc. Ils peuvent être comme généraux ou comme particuliers. Ces derniers, comme nous l'avons dit, ne consistent qu'à faire cesser la cause particulière qui a produit l'asphysie. Ainsi, quoique dans la suffocation causée par la vapeur du charbon, l'indication essentielle, soit de rétablir la suffocation et l'irritabilité comme dans la suffocation causée par la submersion, ou par une autre des causes que nous avons établies plus haut; cependant il est des secours particuliers qui conviennent dans cette asphyxie, et qui seroient inutiles et mêmes nuisibles dans une autre et réciproquement. Par exemple l'aspersion de l'eau froide réitérée, que l'observation a demontrée être un secours très-efficaces dans la suffocation causée par la vapeur du charbon , seroit sans doute nuisible , si on l'employoit pour un noyé, à moins que, suivant la remarque de *Macquer* , la chaleur naturelle ne soit entièrement rétablie. Celui-ci, au contraire, a besoin d'être réchauffé : moyen qui seroit pour le moins inutile dans le cas d'asphyxie causée par la vapeur du charbon ou par la compression.

Continua-
tion des se-
cours pour
les noyés.

Nous avons abandonné plus haut les secours pour les noyés et nous y revenons. Les noyés exigent aussi - tôt qu'ils sont sortis de l'eau qu'on les transporte le plus promptement possible au premier endroit convenable : dans ce transport, on doit se souvenir des précautions que nous avons indiquées plus haut ; il faut les dépouiller le plus promptement possible de leurs habits mouillés , les essuyer un peu plus fortement , et les réchauffer , non point d'un coup , mais bien petit à petit ; parce que la trop grande chaleur du feu pourroit suffoquer les fonctions vitales s'il en restoit. Dans cet intervale, il ne faut point cesser de mettre en usage les frictions sèches avec la flanelle chaude trempée même dans les liqueurs spiritueuses , telle que de l'eau-de-vie, de l'esprit-de-vin, de l'eau vulnéraire , l'alkali volatil fluor, le vinaigre même ; en un mot , tout ce qui peut rappeller la chaleur naturelle du corps.

Pendant ce temps , la tête du noyé doit être élevée, le corps plié et penché tantôt d'un côté , tantôt de l'autre , on lui donnera des lavemens âcres , et on tâchera de ranimer l'irritabilité comme nous l'avons dit en parlant des substances volatilles. On fera ensorte avec les barbes d'une plume trempées dans un volatil quelconque , en l'introduisant dans le larynx, endroit par où l'air passe pour aller aux poumons ; cette manœuvre peut produire de l'irritation et ranimer le noyé toujours par l'irritabilité des parties ; le moyen que l'on regarde encore comme le plus efficace est l'insufflation de l'air dans les poumons. Ce n'est pas sans raison que ce moyen a été regardé comme efficace, et celui dont on devoit le plus attendre de succès.

Un moyen et instrument dont on peut se servir pour les noyés, c'est un chalumeau pour leur souffler l'air dans l'endroit convenable. La fumigation de tabac dont les machines sont entre les mains de quelques personnes ici dont leur usage est de secourir les personnes noyées ou suffoquées par les vapeurs, etc. peut convenir de même. Un autre moyen qu'on ne doit pas oublier de faire usage est le bain de cendre à laquelle on donne un degré de chaleur convenable. M. DUMOULIN, médecin de Cluni, a rendu publique une observation dans les annonces pendant l'année 1757 qui prouve que ce moyen auquel on aura donné un degré de chaleur en l'exposant sur le feu dans une chaudière est une des meilleures méthodes dont on puisse se servir pour rappeller les noyés à la vie : il rapporte à ce sujet une observation très-curieuse, et qui mérite d'être citée.

Une fille de dix-huit ans tombant du haut d'une terrasse, dans une rivière, fut entraînée dans une cascade, et de là sous des maisons à la distance d'environ cent cinquante pas, jusqu'à une tannerie où elle fut arrêtée par ses jupons, à un pieu planté sur le rivage ; malgré toute la diligence que l'on pût mettre à la chercher, et à la retirer de l'eau ; elle y resta près de deux heures.

Passant par hasard près de la maison où elle étoit, et y étant avec d'autres personnes, je la trouvai

trouvai étendue devant le grand feu. Je leur repré-
sentai le danger de la laisser exposée à cette chaleur,
en faisant voir que la raréfraction subite des liqueurs
pouvoit être beaucoup plus dangereuse que leur
stagnation accidentelle.

Elle étoit sans mouvement, glacée et insensible, les
yeux fermés, la bouche béante, le teint livide, le visage bouffi, tout le corps enflé, chargé d'eau, et sans
pouls ; je demandai des cendres qui n'eussent point
servi à la lessive, je les fis mettre dans des chaudières sur
le feu, afin de leur donner une chaleur convenable ;
j'en fis étendre sur un lit de l'épaisseur de quatre
doigts ; on coucha la noyée toute nue, et on la
couvrit d'une pareille quantité de cendre.

Après une demi-heure, le pouls se rendit sensible ; elle articula quelques mots ; je lui fis prendre
une cuillerée d'eau clairette ; je la laissai ensévelie
dans les cendres pendant près de huit heures. Après
ce temps, elle sortit rétablie entièrement.

On me demandera peut-être, par quel méca-
nisme ce moyen agit-il ? Il ne faut point chercher
d'autres causes que les parties salines et terreuses de
la cendre, aidée par la chaleur.

La saignée tant de la jugulaire que du bras, et
même de celle du pied, pratiquée dans le moment
convenable, peut devenir un secours très-utile.
En effet, dans les mémoires et histoires de la Société d'Amsterdam, nous y trouvons nombre
d'exemples qui nous prouvent que ces moyens ont
été employés avec succès.

Les frictions autour du col ne doivent pas être
négligées non plus. L'usage intérieure d'une portion confortante de l'esprit de sel armoniac, même
tremper une plume dans cette essence, frotter dans
les narines pour produire ce qu'on appelle le châtouillement. Les frottemens, le long de la colonne

H

vertébrale [au voisinage du col, comme nous l'a-
vons dit, aux muscles de cette partie. A la tête,
aux tempes, aux reins; on peut même se servir
de coussins chauffés pour couvrir ces dernières
parties; on peut mettre aux pieds une cruche d'eau
bouillante. On a quelquefois réussi à humecter la
langue et l'intérieur de la bouche avec les barbes
d'une plume trempée dans une liqueur forte, et
tout cela par l'irritabilité des parties. *Voyez le traité
des sens*, de *M. Lecat*. Le célèbre *De Haller*.

L'usage des orties piquantes, les piquûres, les
mouchetures, en un mot, tout ce qui peut produire une irritation.

On fait une question sur les moyens qui sont
applicables aux noyés. Si l'émétique peut être
convenable aux personnes submergées, sur - tout
si elles avoient repris un peu de connoissance; on
répond que la nécessité du vomitif, en pareil cas,
peut bien avoir lieu, comme par exemple, pour
quelqu'un qui seroit tombé dans l'eau en sortant
de table, etc. Mais il ne faut pas confondre le
noyé avec l'apoplectique. L'émétique ranime et
soulage celui-ci, en ce qu'il y a encore de la ressource, et un principe de vie, que la circulation
se fait encore assez bien. Il y a stagnation dans son
cerveau, et non extravasion; les vaisseaux y sont
variqueux et non déchirés.

On ne doit pas oublier non plus la fumée de
tabac par les narrines, le frottement de cette même
partie avec l'alkali volatil fluor; en un mot tout
ce qui peut rappeller l'action des parties organiques.

Rien n'est plus certain que la mort, puisqu'elle
est inévitable. Rien de si incertain, puisque des
personnes réputées mortes qu'on avoit ensévelies
sont sorties de leur cercueil. Puisse la nature que
je vais développer en peu de mots, donner jour
aux abus qui se sont commis et qui se commettent

encore tous les jours, sur-tout dans la France. A peine un malade paroît - il avoir rendu le dernier soupir ou le dernier souffle, qu'on lui jette la couverture sur la tête, on l'enveloppe dans un drap, et on le met sur la paille ou dans un cercueil. Dans le cas où il ne seroit pas réellement mort, ce traitement seul suffiroit pour l'empêcher de revenir à la vie. Je ne connois que la seule ville d'Arras (1) qui ait employé l'autorité pour réprimer ces abus dont les suites peuvent être si affreuses. J'engage les personnes destinées à être près des malades, de même que les pères de familles de laisser dans leur lit ceux qu'elles croiroient morts, et de les tenir couverts à l'exception de la tête qui devra être libre; de ne les point enfermer dans le cercueil avant deux fois vingt-quatre heures, sur-tout ceux qui seroient morts subitement.

Nous n'entrerons pas dans le détail de tous les signes en particulier qui donnent la connoissance des accidens dont nous avons déjà traité. Les symptômes que bien des auteurs nous ont tracé, en ont quelques fois imposé à quelques praticiens de nos jours, à un peuple même, et c'est de - là que sont venus les abus journaliers.

La couleur vermeille du visage, la chaleur du corps, la flexibilité des membres, ne sont que des marques incertaines que l'on soit en vie. De même la pâleur du visage, le froid du corps, la roideur des extrêmités, l'abolition des mouvemens et des sens externes sont des signes qui ne prouvent pas certainement que l'on soit mort. Le pouls et la respiration sont des signes indubitables de

____

(1) Depuis que ceci est écrit, j'ai appris que d'autres villes se sont empressées de suivre un exemple si digne du siècle où nous vivons.

la vie; mais elle peut subsister sans ces fonctions. Ne croyez pas qu'elles soient entièrement éteintes, lorsque vous ne les appercevrez pas; examinez les choses avec soin, en faisant fléchir le poig‑ net, on trouve souvent le pouls que l'on n'a‑ voit point senti, quand le poignet étoit droit ou renversé: par ce mouvement, on relâche l'ar‑ tère, et le sang qui n'est poussé que foiblement peut y parvenir. Quelquefois aussi, on sent l'artère entre le pouls et le premier os du métacarpe, lorsqu'on ne la trouve point au poignet. Il faut la tâter légèrement; par une compression trop forte, vous empêcherez la pulsation; le battement des petites artères, des extrêmités de vos doigts, peut aussi vous faire croire, que le pouls bat, quoique la personne soit réellement morte, soyez également en garde contre ces illusions, tout n'est point désespéré qu'on ne sente point le pouls ou on le trouve ordinairement, on peut tâter l'artère temporale ou les carotides. Celles-ci sont très-considérables et reçoivent le sang du cœur en ligne droite, leur situation profonde exige que pour les découvrir, on apuie les doigts avec assez de force à côté du bord postérieure du muscle sternomastoïdien, on peut encore tâter le pouls avec succès aux artères crurales, vers la région des aînes; il faut aussi faire des recher‑ ches à la région du cœur, mais pour le faire utilement, il faut que le corps soit sur le côté, quand le corps est sur le dos, le cœur s'appro‑ che de l'épine, s'éloigne des côtes, au point qu'il ne frappe que très-foiblement, ou même point du tout contre elle, c'est ce que chacun peut éprouver sur lui-même. Le cœur bat or‑ dinairement du côté gauche, mais ses battemens sont à droite, dans ceux dont les viscères sont

Suite des
signes posi-
tifs pour
connoître la
mort.

transposés, singularité qui a été peut être plus d'une fois une source d'erreur, dans le traitement des maladies du foi, de la râte, de l'intestin colon et du *cæcum*.

Il faut donc avoir égard à la possibilité de cette transposition dans l'examen que nous indiquons. Cependant le mouvement du cœur et des artères peut échapper à ces recherches; si l'on avoit recours à d'autres signes, on jugeroit mortes des personnes qui sont vivantes. L'examen de la respiration ne fournit pas dans ces circonstances des preuves plus certaines d'une mort douteuse, ses mouvens peuvent être absolument imperceptibles, lorsque les vibrations du cœur et de l'artère sont languissantes, la vertu élastique des brouches et des vésicules du poumon, aidé par de légers frémissemens du cœur et de l'artère pulmonaire , suffit alors pour la respiration, qui continue de se faire, quoiqu'insensiblement, les recherches qu'on a faites inutilement sur les organes de la circulation du sang, ne dispensent pas de celles qu'on doit faire sur les organes de la respiration, des sentimens et du mouvement. En les négligeant on se rendroit coupable de la mort de ceux qu'on auroit privés de secours, d'après un jugement porté sur des apparences trompeuses.

Différens auteurs ont proposé différentes preuves pour distinguer ceux qui sont véritablement morts, de ceux dont la mort est douteuse. Les uns pour découvrir s'il y a encore quelques mouvemens de respiration, présentent d'une main sûre la flamme du bougie, à la bouche et aux narines. Si la flamme vacille sans qu'on puisse attribuer ce changement à une autre cause, il juge que la vie n'est point entiérement éteinte ; tout cela ne nous mène à rien, et tâchons de

Signes évidens qui font connoître la certitude de la mort.

donner un moyen de certitude pour prouver que la personne n'est pas morte. Car les signes équivoques ne prouvent rien.

Selon quelques uns, on peut juger qu'une personne n'est pas morte, si l'on apperçoit du mouvement dans l'eau, dont on aura rempli un verre posé sur l'avance xiphoïde, le sujet étant couché sur le dos; il seroit, je pense, plus convenable qu'on fit cette expérience, en mettant le sujet sur le côté; de façon que l'extrêmité du cartilage de l'avant-dernière côte, fût la partie la plus élevée, et sur laquelle on placeroit le verre plein d'eau; il y seroit mieux que sur le cartilage xiphoïde, pour appercevoir le plus léger mouvement qui se feroit dans sa poitrine; mais de plus, ne sait-on pas que pour entretenir la respiration dans le cas dont il s'agit, il suffit que le diaphragme ait un mouvement, et que ce mouvement peut être assez doux pour n'en causer aucun aux côtés, ainsi le repos de la liqueur n'est pas une preuve que les fonctions vitales soient abolies, et même l'agitation de cette liqueur ne prouvent pas qu'elles subsistent, car la fermentation des humeurs pourroient exciter ce mouvement dans un mort. Quels reproches n'auroit-on pas à se faire, si l'on abandonnoit un sujet, dans lequel ces moyens auroient été employés sans succès. Nous avons déjà parlé des moyens que l'on doit mettre en usage, nous ne nous y arrêtons pas davantage; nous nous bornerons à rapporter des faits que LAN-CISIE, (dont le témoignage est respectable) rapporte: des gens du peuple que les remèdes les plus violens n'avoient pu réveiller d'un assoupissement apoplectiques, ont été sur le champ rappellé à la vie, par des fers rouges, qu'on approcha de la plante de leurs pieds. Quelques-autres conseillent qu'on mette des fers rouges sur le sommet de la tête. L'on peut exciter avec succès sur les mains, une sensation douloureuse avec l'eau bouillante, la cire ordinaire ou la cire d'Espagne, ou avec une mêche allumée. Suite des suites évidens qui font connoître la certitude de la mort.

Le grand Riolan, un des flambeaux de l'école de Paris, a donné des marques à-peu-près pareilles de sa charité, en parlant des corps justiciés qu'on destine aux dissections anatomiques. « Il ne faut » pas y procéder, *dit-il*, tant que le corps est » chaud, et s'il n'y a pas long-temps que l'exé- » cution soit faite ; la religion et l'humanité exi- » gent que l'on donne à ces malheureux tous les » secours convenables pour les rappeller à la vie, » afin qu'ils puissent faire pénitence de leurs » crimes. » Mais comme il n'y a (sur-tout dans les cas dont nous parlons) aucun signe certain de la mort, que les taches livides du sujet et l'odeur cadavreuse qui en exhale ; odeur bien différente de toutes celles qui émanent des excrémens de certains ulcères, etc. Le plus sûr sera de garder dans le lit pendant deux ou trois jours celui qu'on croira mort, avec ses couvertures et ses oreillers, comme s'il étoit vivant. On le laissera jusqu'à ce qu'il soit froid et devenu roide.

La roideur et l'inflexibilité des membres seroient capables d'induire en erreur des personnes peu instruites.

Quædam notæ non bonos sed imperitos decipiunt. (1)

---

(1) La plupart des signes n'en impose point aux gens de l'art ; mais à ceux qui n'ont jamais eu aucune lumière sur l'art de guérir.

C'est le sentiment de CELSSE, auquel nous souscrivons; un homme expérimenté n'ignore pas qu'il y a des syncopes convulsifs et qu'un violent accès de vapeurs, peut susprendre les fonctions vitales et animales, au point que la personne paroisse mort. L'inflexibilité des membres accompagne communément cet état, parce que cette maladie est convulsive; ces apparences ne feront point illusion à un homme de l'art: il y a plusieurs caractéristiques pour distinguer ces cas. 1°. Dans une mort apparente accompagnée d'une affection convulsive, la roideur des membres sera un accident primitif et se manifestera en même-temps que la mort illusoire: tout au contraire l'inflexibilité des membres, signe d'une mort réelle, sera un symptôme consécutif de l'apparence de la mort. 2°. Quand un muscle est en convulsion, il est dur et inégale, comme dans la contraction, parce que la convulsion d'un muscle, n'est elle-même qu'une contraction contre nature, involontaire et permanente. Ainsi dans un cas convulsif, si le sujet, a par exemple, les avants-bras fléchis, les muscles biceps seront dans un état de dureté, qu'on n'appercevra pas aux muscles atagonistes. Dans le cas de mort réelle, les muscles qui servent aux actions contraires, sont dans le même état, et il n'y a aucune marque à laquelle on puisse juger qu'un d'eux, est dans une action forcée.

Toutes ces distinctions supposent l'examen d'une personne éclairée, et peut-on avoir recours à quelqu'un de trop intelligent, dans un cas aussi critique; mais comme on n'est pas toujours à porté de connoître ceux qui sont doués de talens, et que le préjugé vulgaire, crédules, continue toujours: le repos et la sûreté publique

exigent

exigent que les règles que nous imposons, dont
le monde soit capable de faire usage.

Si la roideur et l'inflexibilité des membres,
vient de la convulsion des muscles, on aura toutes les peines imaginables, et souvent il sera impossible de forcer un membre à faire un mouvement opposé à celui où il est fixé par l'action
convulsif des muscles, et si on en vient à bout,
le membre retournera avec violence vers le lieu
où il étoit. On observe tout le contraire dans les
cadavres; dès qu'on a forcé l'articulation, le
membre est indifférent à tel ou tel mouvement,
et il suit constamment les règles du mouvement
des corps inanimés.

Quand la mort n'est point apparente, le visage se soutient, et dans le cas de mort réelle,
il est flétri, et il prend une couleur pâle, plombé
et comme suffranné.

S'il survient un sincôpe à la suite d'une lon-
gue maladie et décidée mortelle, l'on pourroit se
tromper à l'examen du visage, il est souvent
décolorée comme l'est celui des morts, mais
alors les membres ne sont point inflexibles, à
moins que la sincôpe ne soit convulsive; dans ce
cas, on aura recours aux épreuves que je viens
d'indiquer, pour distinguer la roideur convulsive
de celle qui ne l'est point.

La mort apparente causée par le froid, ne
peut pas être reconnue par tous ces signes, la
meilleure épreuve pour s'assurer de cet état, est
de mettre le sujet dans du fumier, pour le réchauffer doucement, et de lui administrer tous
les secours proposés, par les bons auteurs, en pareil cas. On reconnoîtra bientôt si l'on peut
espérer quelques succès, des soins qu'on aura
pris.

I

L'examen des yeux peut donner de la certitude sur les signes de la mort.

La cornée transparente des morts, est ordinairement recouverte d'une toile claireuse très-fine, qui se fend en plusieurs morceaux quand on y touche, et que l'on emporte facilement, en essuyant la cornée, elle ternit quelquefois cette membrane, au point de faire presque disparoître la prunelle.

WINSLOW, l'a fait remarquer à plusieurs habiles anatomistes et chirurgiens, VERDIER, est cité comme témoin, on apperçoit quelque apparence de la toile, dont il est question, aux yeux des agonisans, ce qui donne occasion de dire que l'on est sur le point d'expirer.

On lit dans le tome IV des textes de médecine et de chirurgie, que nous devons qu'aux soins du célèbre DE HALLER, et voici le sentiment de BURGMANN.

Cet auteur croit, et son intention est de le prouver, qu'on doit regarder comme cause efficiente de cette rumeur, le cerveau corrompu sorti du crâne et gonflant les tuniques de l'œil. Il rapporte les expériences d'HENSENGUIUS sur l'examen chymique du cerveau. Le cerveau en se corrompant devient capable d'une expansion très-considérable, et qui a des effets très-marqués; la substance corticale se décompose d'abord; ensuite la médullaire. La chaleur et l'air ont occasionné ces décompositions dans le sujet dont il est question; et dans deux temps différens à raison des deux substances, dont l'une demande plus de temps que l'autre pour sa dissolution; c'est ce qui fait, selon cet auteur, qu'on peut et qu'on a eu sujet de distinguer deux temps dans lesquels a augmenté la tumeur ou l'expansion des tuniques de l'œil.

Les surdités fréquentes, l'amorosis ou la goutte sereine, prouvent bien que les humeurs du cerveau ont bien de la facilité pour se jetter vers les oreilles et les yeux. L'anatomie d'ailleurs montre que la chose se fait aisément.

La perte du brillant des yeux, dit LOUIS, et la formation de la toile glaireuse, ne sont cependant point des signes certains de la mort; car on a remarqué que les yeux se ternissent dans plusieurs occasions; cette petite contradiction est d'usage pour qu'il n'arrive point de méprises aux praticiens. J'ai souvent vu, dit cet auteur, un enduit de matière glaireuse sur la cornée dans certaines maladies des paupières. Mais les yeux des morts deviennent flasques et mous en fort peu d'heures : il n'y a aucune maladie, aucune révolution dans le corps humain vivant qui soient capables d'opérer un pareil changement. Ce signe est vraiment caractéristique, et j'ose le donner pour indubitable. Tant que le globe de l'œil conserve sa fermeté naturelle, on ne peut pas prononcer que la personne est morte, quelques soient les autres marques qui induisent à le penser; l'affaissement et la mollesse des yeux, dispensera d'attendre la putréfaction. C'est une observation que j'ai faite, dit LOUIS, pendant plusieurs années sur différens individus morts de maladies.

L'absence de ce signe empêche qu'on ensévelisse. Nous allons donner une observation en terminant la matière. (Il y a quelques mois, en avril 1751) Le cocher de DURINI, nonce du pape, âgé de 45 ans, étoit d'un tempéramment fort vigoureux. Depuis quelques jours, il se plaignoit d'une douleur à la région de l'estomac qu'il attribuoit à une chûte qu'il avoit faite sur cette partie. Un matin après avoir rempli les devoirs de son état, étant à

Observation de Louis.

Observation.

I 2

l'Eglise, vers onze heures, il se trouva mal. On fut obligé de le soutenir en le ramenant chez lui. On essaya de le faire revenir de sa défaillance en employant tous les moyens usités. Un chirurgien fut appelé et jugea à propos de lui tirer du sang. La foiblesse continua ; on lui fit donner l'émétique. Le remède opéra fort bien par le haut et par le bas ; mais le malade succomba dans cette opération, et il parut mort aux assistans. On pria M. MOSCATI, docteur en chirurgie, chirurgien-major de l'hôpital, professeur d'anatomie à Milan, et associé de l'académie, de voir cet homme sur les six heures du soir : il y avoit cinq heures qu'il étoit réputé mort ; on se disposoit déjà à l'ensévelir, le corps étoit froid ; on ne sentoit aucun mouvement aux parties, ni à la région du cœur ; les irritations faites avec le bout d'une plume dans les narines, dans la gorge et sur le globe de l'œil, ne produisirent aucun signe de sensibilité. M. MOSCATI se détermina enfin à cautériser profondément l'extrémité du petit doigt ; cette dernière épreuve fut sans succès. Cependant l'inspection du visage avoit conservé une couleur et une certaine fraîcheur qui n'est point naturelle aux morts ; les yeux brillans et pleins et la flexibilité des membres portèrent M. MOSCATI à empêcher qu'on ensévelît cet homme. Il recommanda qu'on le tienne bien couvert et chaudement dans son lit. On alla le voir le lendemain matin, on le trouva roide ; le visage étoit flétri et décoloré ; les yeux avoient perdu leur brillant. Ils étoient devenus flasques ; dans cet état, il n'y avoit aucun doute de la mort de cet homme.

P. S. Au moment où mon ouvrage est sous presse, il me parvient une brochure où il se trouve un sentiment et un traitement par FRANÇOIS JOLYOT DE NURETTEIN , docteur en médecine.

Voici le sentiment de cet officier de santé : sans entrer dans la répétition des causes qui donnent lieu à l'apoplexie, particulièrement la sereuse.

Voici comme il s'explique. Il dit : que les anciens comme les modernes étoient dans l'erreur. L'observation ou plutôt le hasard a dissipé le prestige. La cause de l'apoplexie est cachée dans le conduit auditif; un cérôme conservé n'a besoin que du regard pour être apperçu. Cette secrétion qui dans l'état naturel est salutaire, devient nuisible en formant un corps étranger.

Ce sont les tempérammens billeux et cachectiques, etc.

Je dirai encore ceux auxquels les humeurs ont acquis un certain virus, tel que le vice-véronique , le scorbutique, en général, toutes les maladies externes sujettes à la répercussion.

Nous n'entrerons pas dans le détail pourquoi ces virus peut causer de grandes maladies de la tête : cela fera un objet particulier. Nous avons dit que ce sont les tempérammens billeux qui sont sujets au dégorgement de cette matière. Nous disons, encore il faut qu'ils transpirent aisément de la tête , qui acquiert avec le temps de l'âcreté. Cette cire huileuse , en bouchant hermétiquement le canal empêche l'acide atmosphère de rafraîchir le sang qui abreuve la tête. Or , un tel bouchon doit occasionner une fausse pléthore , et par conséquent une compression sur le cerveau ou sur le cervelet.

On croiroit sans trop donner dans la contention que c'est là la vraie cause de l'apoplexie, puisque l'enlévement de ce cérumen , non-seulement préserve de cette maladie , mais même la guérit. Cette théorie est nouvelle , elle heurte tous les principes reçus, mais qu'on écoute l'expérience, elle seule est vraie; ce sont les leçons qui doivent régler les vrais officiers de santé.

J'aurai assez de confiance à ce sentiment, sur-tout en ouvrant le divin traité de l'organe de l'ouï, par M. DUVERNAY , page 126.

Cire retenue. Voici comme cet auteur s'explique sur la cause la plus ordinaire des obstructions du conduit. Il dit: la cire retenue et épaissie, à ceux qui n'ont pas le soin de nettoyer leurs oreilles ; elle se ramasse en abondance et s'épaissit si fort par son séjour , qu'elle bouche entièrement le conduit , et cette circonstance peut avoir lieu dans les personnes dont le tempéramment est froid et pituiteux, dont les humeurs sont visqueuses et empreintes de vice.

Le même auteur assure qu'il a examiné après la mort la cause de la surdité d'une personne de mérite qui en avoit été affligée pendant long-tems; il trouva dans l'oreille droite, qui étoit celle dont elle n'entendoit point , une membrane fort épaisse et fort lâche au-devant de laquelle il y avoit un amas très-considérable de matières plâtreuses. C'est ce qui étoit la vraie cause de la surdité ; car la peau ou tambour étoit dans la disposition naturelle , aussi-bien que les autres parties de l'oreille. C'est de tout ceci que je serois d'avis que dans de certaines apoplexies, particulièrement celle désignée sous le nom de séreuse, outre les moyens dont on fait ordinairement usage dans ces cas, je crois que les injections faites avec des liqueurs convenables, telles que l'eau et même à la glace, ou autres liqueurs qui sont appréciables à l'organe de l'ouï.

La moucherie est ici un dévoyant bien salutaire chez les apoplectiques. Cette secrétion est rare dans certains individus, et c'est sans doute sa disette qui augmente le cérumen, et une des causes de l'apo-

plexie, cette évacuation allège la tête, est un préser-
vatif contre l'apoplexie, ainsi que les autres affections
de la tête, telles que les vertiges. Cette maladie est toujours un avant-coureur qui nous prévient de nous
tenir en garde contre les affections du cerveau.

Tels sont, citoyens, les signes sur lesquels, je
pense, on peut compter; ils sont puisés sur des
vérités et des faits de pratique. Ce sont des con-
noissances d'usage qui me paroissent avoir toute
la certitude possible.

C'est à vous, citoyens, que je soumets tout ce
que j'avance sur les faits ci-dessus. L'on prie ceux
qui liront ce livre d'examiner sans préventions les
opinions que l'on y propose, afin de voir si
elles s'accordent avec les véritables principes. On
ne veut pas prévenir le jugement des lecteurs, ni
se défier de leur pénétration. Je souhaite seulement qu'ils examinent ces nouvelles pensées et
qu'ils n'en reçoivent que ce qui s'accordera avec
l'expérience et la raison ; car je ne prétends pas
m'excuser des fautes qui pourront se rencontrer.
Mais qu'on ait la bonté de m'en avertir, afin
que je puisse m'en corriger. On n'a pas plus de
plaisir que de profiter de l'avis des personnes instruites, sincères et véritables.

F I N.

A L I L L E ,

De l'Imprimerie de J. B. ROGER , rue de la Clef.